ねじ子のヒミツ手技#

森皆ねじ子

インプレス

この本のよみかた

☑ この本は、頭から一度に全部読むにはおよびません。まずは自分に関係のある章から、飛ばし読みをしていくとよいと思います。

☑ 今回の本では、手術やICUにまつわる手技についてご紹介していきます。内容的には、ナースさんのみならず**医師向け**の内容も増えてきます。だからタイトルも、「ひとつ上」という意味をこめて#（シャープ）を付けました。でも、決して難しい内容ではありません。

☑ ある手技をやることがわかっているときは、あらかじめその部分を読んで手技に臨みましょう。たとえ見学だけであっても、流れを頭に入れておくと、見えてくるものが違います。そして次は手技が終わったあとに、もう一度本書を読み返してみましょう。すると、手技を見る前には気付かなかったことに、気が付くようになっているでしょう。それが上達のコツであり、上達の証（あかし）とも言えます。

☑ 自分なりのポイントやルールなど、気が付いたことはどんどん自分で書き加えていきましょう。病院ごとに採用薬品も違うでしょうし、器具や手順が異なることもままあります。そうして書き込まれた本は、あなたにとって最も使いやすい「あなたのヒミツ手技」になるでしょう。本書もそうやって作られました。あなたもいずれ、後輩に手技を教える日がきっと来るでしょう。

☑ 手技上達の道は、ある程度の知識と理論とコツを頭に入れて、あとは「数をこなすこと」です。例えば採血であれば、数をこなしていくうちに、血管にすごく針が入りやすい患者さんと、かなり難しい患者さんと、どう頑張っても絶対無理な患者さんが、「勘」で区別できるようになってきます。そして次第に「かなり難しい患者さん」の数が減っていくのです。本書で「ある程度の知識と理論」を学んだら、そのあとは刺して刺して刺しまくりましょう。やってやってやりまくるしか、上達の道はないのです。

☑ このマンガは、「右利きの人間」を前提に描かれています。これはねじ子が右利きであるゆえです。申し訳ありませんが、左利きの方は、ご自分の利き腕に合わせて考えてみてください。

☑ 医療の世界は、江戸時代の武家社会よりも厳しい師弟制度です。このマンガに書いてあることと、お勤め先の上司や先輩の意見が食い違っている場合は、迷わずご自身の所属する組織のやり方に従ってください。この手技の解説は、あくまでねじ子が一医師としての体験で体得してきたコツを、みなさんにお伝えしたいという主旨に基づき作っています。もちろん、執筆・編集にあたっては細心の注意を払っていますが、それが最新かつ絶対的なものであると断言することはできません。あくまでもコツを知るための参考程度にお考えいただければ幸いです。

☑ マンガのなかで登場する医療機器は、メーカーごとに使用方法が若干異なります。取り上げるにあたっては、ねじ子が病院で使ったことがあり、なおかつ相応のシェアを獲得している（と思われる）メーカーの機器を紹介しています。実施の際は、それぞれのお勤め先で使用している医療機器の添付文書に従ってください。

☑ 本書を読んでいるあなたが、医療従事者でない場合、多くは「手技を受ける側」の気持ちで読んでいくことになると思います。本書とはやり方が違う場合もままあると思いますが、手技には「これが決定版」というものはありません。治療効果よりも「痛くないこと」や「安いこと」が最優先になる場合もあります。「見栄え」が最優先になる世界もあるでしょう。いずれにせよ医師は患者さんの状態・状況にあわせ、最善の方法を選択しようとするはずです。医師・看護師の説明をよく聞き、できるだけ医療者と**目的意識を共有して**治療に臨みましょう。本書がその一助となれば幸いです。

Contents

- 清潔と不潔の概念 ……… 007
- ガウンテクニック ……… 025
- 手術器具の名前 ……… 051
- 糸結び ……… 081
- 器械縫合 ……… 099
- 包帯交換 ……… 119
- ICUってどんなとこ？ ……… 133
- 輸血 ……… 139
- 人工呼吸器 ……… 161
- 脳死判定 ……… 235

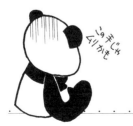

Column

- 手洗いのローカルルール ……………………… 049
- 病気は治りましたが患者は死にました ………… 050
- 姑息な手術ってなに？ ………………………… 079
- 手結びと器械結び ……………………………… 114
- 医者は切りたがると言うけれど ………………… 129
- 輸血の歴史は失敗の歴史 ……………………… 160
- 命って何かね。生命って何かね ………………… 251

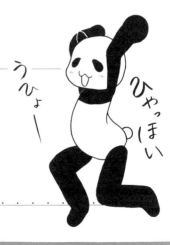

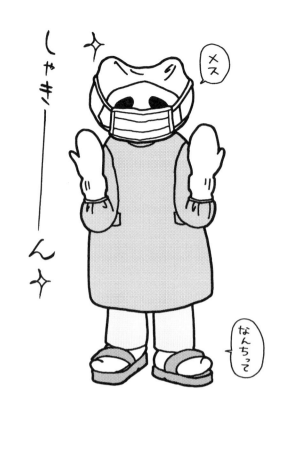
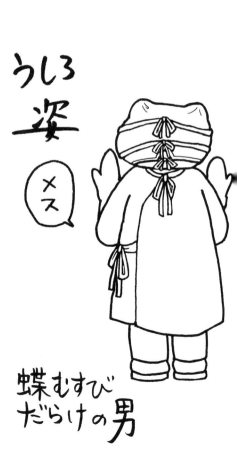

ねじ子のヒミツ手技

清潔と不潔の概念

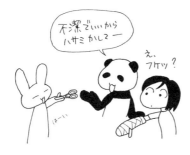

病院における「清潔」「不潔」と一般に言う「セーケツ」「フケツ」は全然違うので 要注意！

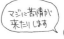
マジに苦情が来たりします

【清潔と不潔の概念】

を治すには、以下の三つの条件が必要と言われています。

① **きれいに切れていること。**
② **血行＆栄養が行き届いていること。**
③ **感染してないこと。**

　ねじ子のヒミツ手技2nd Lessonの、「動物に咬まれた」編でもやりました。動物のツメでえぐられたような傷はなかなか治らず、スパッと切れたきれいな傷は治りが早いのです。この法則は、手術によってできた（作った？）傷に関しても同じです。まず①のために、手術においては、メスで皮膚をスパッ!! と切ります。とても綺麗です。②血行＆栄養については、普通であればまず大丈夫です。一般には若い人の方が血行も栄養もよく、治りが早いです。ご老人はなかなか治りません。もともと糖尿病などで血行が悪かったりすると、さらになかなか治らなくなります。実は、皮膚を縫合する場合も、細かくきっちり縫ったせいで、治りが遅くなることがあります。きっちりしすぎると、血液の流れが悪くなって、かえって治りが悪くなっちゃっているのですね。「傷が開かず、血行が保たれる程度にきちんと縫う！」のが、プロのさじ加減ってなもんです。また、手術の後「たばこをやめて下さい」と言われるのも、その理由の一つは、血行が悪くなって、治りが悪くなるからです。

　それでは最後の条件である③**感染していないこと**は、どうやったらよいでしょうか？
　まずは、**傷口にばい菌をくっつけないこと**が大切です。ばい菌っていう言い方は非常に曖昧ですが、とてもよい日本語です。さすがばいきんまん様。まぁつまり、細菌・ウィルス・カビつまり真菌・その他いろいろ、**人体に害をもたらす微生物**のことです。医学的にはこれを「**病原性微生物**」といいます。これらは基本的に、自分で移動することはできません。空気中に浮かんでいる細菌やウィルスもありますが、これらは微々たるものです。なんらかの「不潔なもの」との接触によって、ばい菌が傷口にくっついてしまう、これが最も多いです。手術中であれば、本来無菌状態であるはずの内臓や筋肉や関節や脳の中にもばい菌がくっついて、繁殖してしまいます。それはなるべく、防がなくてはなりません。
　手術に使う器具も、手術する人の手も、患者さん自身の皮膚ですらも、「なるべくばい菌のいない状態」を目指し、「**ばい菌ゼロ**」に近づける必要が出てきます。本当なら、手術室にあるものすべてが無菌状態だったら最高です。手術する人からも、手術される人からも、全身から一匹の細菌もいなくなったら、さらに**理想的**ですね。しかし、実際はそう行きません。手術室には山ほどの器械や薬やメカがあり、これらすべてを無菌でキープすることは不可能です。ものすごいコストがかかりますし、その意味もありません。というのも、**患者さん本人が無菌になれないから**です。人間の皮膚を無菌状態にするのは、人間が生体である限り、不可能でしょう。腸内細菌も、皮膚常在菌も生きていくためには必要です。では、どうすればいいのでしょう？
　……そこで、「これは清潔なもの＝手術に使っていい」「不潔なもの＝手術には使わない」を、**ある境界で無理矢理にでも分ける**「**ルール**」が必要になります。それが本章でやる、「清潔と不潔の概念」です。
　歴史的に「術後の感染を防ぐことで死亡率が下がる」ということがわかって以来、「**とにかく無菌状態にしろ!!**」という話になり、手術室の壁やら天井や医者まで消毒しまくっていた時代もありました。しかし実際に科学的に検証してみると、消毒しまくっても菌の数が変わらなかったり、むしろ消毒薬が人体に有害だったりすることもわかってきました。そこで現在は、「とにかく全部無菌！　無菌万歳！」…という方向は過去のものとなり、「ここはどの程度清潔なものがいいか、考えて使う」のが主流になっています。
　それでは実際の使い方を、これから紹介していきましょう。

❋ 人間は 多くの 微生物と 共存しておるのです。

ヒトのまわりにいる微生物を **2種類** にわけます。

(1) 人間に害をあたえないもの

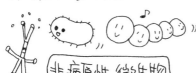

非病原性微生物

山ほど ある。
- 皮膚に住んでいる 無数の常在菌 (表皮ブドウ球菌など)
- 空気中についている無数の細菌や真菌
- 多くの大腸菌・腸内細菌・口腔内細菌
- ビフィズス菌・デーデルライン杆菌

◎ 基本的にはヒトの健康に影響なし 何万年も「共生」しているお仲間

◎ ヒトの免疫力が低下すると 「日和見感染」することはある

◎ こいつらがいるから、むしろ、人体に害をもたらす「病原性微生物」の 大バクハツ的 繁殖をふせいでいる っつー一面もある。

(2) 人間に害をあたえる (病気にさせる)もの

病原性微生物

俗に言う「バイキン」ってやつですな

たくさんあるけど 非病原性微生物に 比べたら実はごく少数。

- 黄色ブドウ球菌 ・溶血性レンサ球菌
- 結核菌 ・病原性大腸菌
- インフルエンザウイルス ・HBV, HCV, HIV
- 梅毒リケッチア 他いろいろ

◎ ヒトの健康に害をもたらす微生物 (ウイルス・細菌・カビなどの真菌・原虫・その他)

◎ どう ヤバイ の？
- 1匹すらいたらヤバイもの
- 大量にふえるとヤバイもの (普段から常在してるけど) (数が少ないうちは悪さしない)
- 大量にふえたバイ菌のばらまく 大量の毒素がヤバイもの

……などがある

つまりは 人間の手があったら そこには

{ 無数の 害のない微生物と
ほんの少しの 有害な微生物 (バイ菌) } がいるもんだと 思いましょう。

これらは 毛穴の奥や皮脂腺の中にもいっぱい潜んでいるので、
どんなにキレイに手洗いしても、**決して!!ゼロにはなりません。**

～小話 手は便器よりも汚ない!! の巻～

手を細菌をはえやすくした
寒天シャーレにつけて 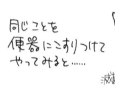 ⇒ 培養すると 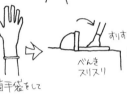 3日後 ⇒ 山程の細菌が生えます。

同じことを
便器にこすりつけて
やってみると…… 滅菌手袋をして ⇒ べんきスリスリ 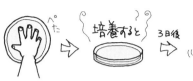 ⇒ 3日後 ほとんど何も生えません。少しだけ……

無機質な陶器でゴン冷たくて
しょっちゅう水で流されている便器には
とても細菌はすめないのです。栄養もないし。

菌の数だけでいえば
便器より手の方が
ずっと多いのだ

☆「清潔」「不潔」というけれど。

清潔 ＝ 微生物が一匹もいない状態のこと。

きれい↑
きたない↓

病原性
非病原性 } どっちも含めて、微生物ゼロ!!

不潔 ＝ 清潔じゃない状態のすべて。

一匹でも菌がついた or
菌がつく行為をしたら、
「不潔になった」とみなします。

以前はこの2元論で話がすすめられていました
現実的(リアル)な使い方としてはこんなかんじ……。

ルール① 清潔なものどうしは触れてもOK

ルール② 清潔なものも、不潔なものに「触った瞬間に」菌がついた
ものとみなす。触った部分は「不潔」あつかいになる。

清潔と不潔の概念

例1　清潔手袋をしていれば、清潔なものはいくらさわってもOK!!
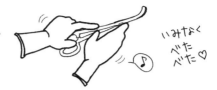

例2　術野にかける布 → 体にかけた瞬間!! → 布 / 体 （こっちは清潔／たとえイソジンで消毒していても、体にふれている方は「不潔」）
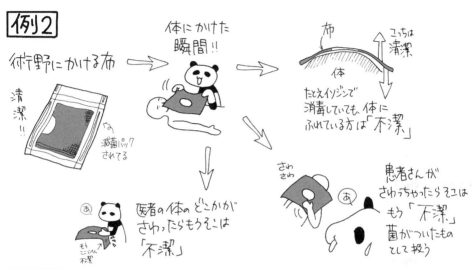

→ 医者の体のどこかがさわったらもうそこは「不潔」

→ 患者さんがさわっちゃったらそこはもう「不潔」 菌がついたものとして扱う

例3　術衣を着た自分も
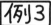

→ 滅菌されてないモノにさわっちゃったら「そこには菌がついた」とみなす さわっちゃった部分は「不潔」扱い
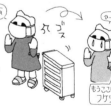

例4　清潔なものはこうやって出して

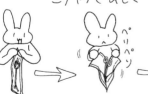
→ こうやって落とすと「清潔」なままキープできます
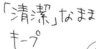
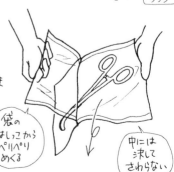

袋のはしっこからペリペリめくる

中には決してさわらない

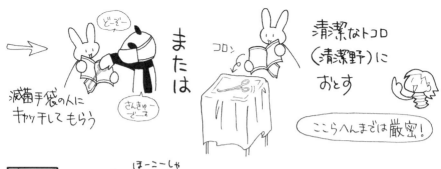

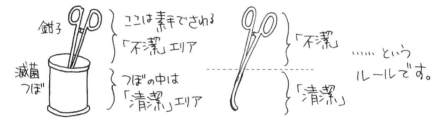

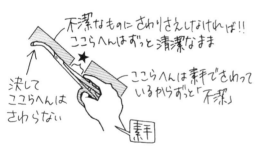
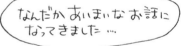

✿「準清潔」って…？

というわけで最近は、清潔と不潔の間に「準清潔」という概念ができてきました。
もっと正確に言うと、これまで「清潔」と大ざっぱに言われていたものを
(狭義の)「清潔」と「準清潔」にわけた、というカンジです。

(狭義の)「清潔」 VS 「準清潔」

(狭義の)「清潔」

完全なる無菌状態。
しかもそれをキープすべき。

例。材料室で滅菌した器材は
みんな最初は
完全なる無菌ですネ

○「清潔手術」といえば"
- 脳外科
- 心臓血管外科
- 整形外科
のオペ

どこも本来一匹のバイ菌もいないはずのトコロ。
ぜひそのまま無菌状態でopeしたい！

完全なる
無菌状態を
キープすべき
オペです。

口語では「超清潔オペ」と言ったりもします

こんなルールの元に従ってるんだ、ってことがわかればこれから先の
「いかに術衣を着るか」
「いかに器具を使うか」なども、
丸暗記ではなく理解＆実行できる
ようになるかと思います。

「準清潔」

無菌状態をなるべく目指すけど、
厳密には無理で、そしてそうであっても
あまり臨床的な問題がない状態。

例。「準清潔手術」といえば"
- 消化管外科 — 消化管の中は細菌いっぱい
- 口腔内 — 口の中は細菌いっぱい
- 皮膚の感染性疾患 — 皮膚の上も細菌いっぱい

etcのオペ

どれも山ほど細菌がいる。
それをゼロにはできないし、する必要もない。

消化管手術では、腸内細菌のいっぱいいる
腸の「内側」にふれてしまった器具は
「不潔になった」とみなして、その場ですぐに
術野から下ろします。そうすればその後も
「術野の(なるべく)清潔」は保たれますね。
でも、そんな細菌のいっぱいついた
器具が術野の上を通過していく、
なんていうのは脳外科や心外科では
「ありえない!!」わけです。
それが「清潔」と「準清潔」の
差なんですね。

例えば
腸をつなぐときの
器具はどうしても
腸の内側を
触らざるをえない
よネ

○ 糖尿病患者さんのインスリン自己注は
(アメリカでは) 服の上から刺しても
良し。(感染リスクは皮膚から
消毒後刺すと変わらない)

もちろん服が泥だらけだったりすると
それはダメ。

そこまでの厳密さは意味のない
ジャンルって感じですね一。でも
「なるべく」清潔を目指す、てのは忘れないように。

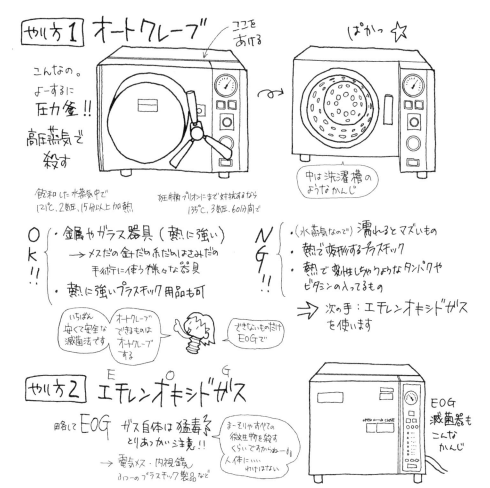

滅菌された後のパッケージを見ると…

→ここをさいてあける

くるり

エチレンオキシドガス滅菌ならココに色が出る
E.O.GAS TO YELLOW　STEAM TO BROWN
スチームつまり蒸気つまりオートクレーブならこっちに色が出る

どっちで滅菌されたかわかります。

こんなときも。

あれ、スイッチおしたっけ？
袋を見ましょう

……どちらにも色がついていなければまだ滅菌されてない状態です。

おまけのやり方　放射線：γ線や電子線など。ものすごい大きい設備がいるので大メーカーの使い捨て商品などにしか使われていません。

手術に使うすべての「物体」は滅菌されてるものを使いましょう。

では｛手術する人の手　患者さん自体の皮膚｝などの「生体」はどうしましょう。

「生体」は微生物をゼロにはできないんでしたよね——……。

そこで出てくるのが「消毒」という概念です‼

「消毒」＝ 人体に有害な病原性微生物を

なるべく少なくすること。できればゼロにすることを目指す。

（フツーの害のない微生物は、いてもいい。）

消毒には消毒薬を使います。
色々あり。
部位や目的や
ねらってるバイ菌によって
使いわけます。

｛ポビドンヨード　（イソジン®）
クロルヘキシジン（ヒビテン®）
消毒用エタノール
逆性石けん（オスバン®、ハイアミン®）
次亜塩素酸ナトリウム（ミルトン®、ハイター®）
クレゾール石けん液
過酸化水素水（オキシドール）他、いろいろ。｝

清潔と不潔の概念

〜消毒薬のよくある使い方〜

◎ すげえ使う　○ たまに使う　× 使うな!!
△ 使われてるけど、イマイチ

	見ため・におい	手術付の手洗い	正常な皮フの消毒	殺菌効果のほど	創のあるトコロ&粘膜	熱傷
ポピドンヨード (イソジン®)	黒茶色 (うがい薬のアレね)	◎ (スクラブ法)	◎ 手術前の皮フの消毒	芽胞はムリ ※他はたいてい殺せる	△	×
クロルヘキシジン (ヒビテン® ヒビスクラブ®)	ショッキングピンク!! 濃度によってだんだんうすいピンクになる	◎ (スクラブ法)	◎ 手術前の皮フの消毒	芽胞はムリ ※他はたいてい殺せる	△	×
逆性石けん (オスバン® ハイアミン®)	透明			芽胞× B型肝炎ウイルス× 結核菌×	△ 粘膜によく使う	×
消毒用エタノール (俗に言うアルコール)	透明/独特のアルコール臭 ひややりとした感触	◎ (ラビング法)	◎ 採血や注射の前	芽胞はムリ ※他はたいてい殺せる	× すごいしみて痛い&毒性あり	×
		揮発するので電気メスとの併用はイマイチ (火花→引火)		※「他」とは 一般細菌 緑膿菌 結核菌 真菌 ウイルス などのこと　正しく消毒すればたいていのものは殺せるが、「芽胞はムリ」ってことが大切。	消毒なんていらない! 水道水or生理食塩水による洗浄で十分、という説が主流。細胞毒性あるし。	水道水or生理食塩水による洗浄がイチバン

消毒薬をただ塗りたくるだけではダメで、
(1) 指定された濃度で　(2) 20℃以上で
(3) **きちんと時間をかけて乾かす**
のが重要!!

イソジンしてすぐに！ → ハイポアルコールで脱色しちゃう人がいますが (俺たちはせっかち♪) → イソジンの意味なしになっちゃいます。乾くの待ちましょう。

最近はハイポを使わないことも多いです。

※どれも芽胞は殺せないのじゃ

そもそも芽胞って何じゃろホイ

まわりの環境がすげえ悪くなった時にそれに耐えるためにとる防御形態みたいなもののこと。一部の細菌のみが可能。自ら固いカラをつくって、その中にとじこもる。で、嵐がおさまるのを待つ。環境がまたよくなったら元のフォームに戻って活動を再開、増殖したり分裂したりする。非常に耐久性が強く、これを殺すには前述のオートクレーブやEOGなどが必要です。
消毒液では、唯一、グルタールアルデヒドに長時間つければ芽胞を殺せるけど、人体にそれをするのは (毒性が強すぎ。生体をホルマリン漬けにするよーなもん) 無理です。と、いうわけで手術前でも何でも人体の皮膚上の芽胞をゼロにすることは絶対にできないですね。

例）もやしもんのボツリヌス菌
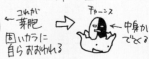
←これが芽胞 固いカラに自らおおわれる　チャーンス←中身がでてくる

❀手術のながれ。手術はこんな流れで行います

- (1) 術前検査 ：外来ですーっと前から準備可能。
- (2) 前処置 ：オペの前日＆当日の朝オペ室に行くまで
- (3) 麻酔の導入 ：by 麻酔科医（オペするDrがやることもあり）
- (4) 手術テ!!! ：この本のメイン!!
- (5) 麻酔の覚醒 ：by 麻酔科医（オペするDrがやることもあり）
- (6) 術後管理 ：その後ずーーっと続く……。

(1) 術前検査

手術することになった病気じたいの検査はもちろんのこと、手術にたえられるだけの体力・総合力があるか念入りにチェックします。よーするに全身状態をくまなくcheck。

- 胸のレントゲン
- 心キノウのチェック（心電図/心エコー etc）
- 一般的な採血
- 感染症の有無のcheck
- 腎臓のキノウcheck（尿含む）
- のんでるクスリのcheck
- 既往歴の確認
- アレルギーの有無

などなど……

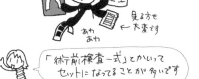

はっきり言って 検査漬け
しかし必要
見る方も大変です
あか あか
「術前検査一式」とかいってセットになってることが多いです

一つは病巣そのものの検査。もう一つは、病巣以外の箇所の検査です。できるだけ事前に情報を集め、可能な限りのパターンのシミュレーションをしておきましょう。いざというときに慌てずにすみます。

実際は、術前の検査にも限界があるので、「開けてみないとわからない」ということは山ほどあるわけですが、それでも、事前に情報があるのとないのとでは全く違います。例えば、この場所は深くて血管の近くだから出血するかも知れない＝念のために輸血を準備しておこう、となるわけです。また、直接手術する部位以外の場所に不測の事態が起こることもままあります。大腸の手術をしようと思ったら、手術中に胃潰瘍で大出血！ とか、麻酔をかけた拍子に心筋梗塞！ とか。予想外のことはいくらでも起こり得ます。それらの可能性を少しでも下げるため、面倒でも術前にはいろいろ検査が必要なのです。

また、胃の手術をする予定の人に胆石が見つかったら、「ではついでに取ってこよう」と提案することもできます。

(2) 前処置 前日から。

手術をできるだけやりやすくするために行う様々な前準備です。あらかじめ静脈ラインを入れておいて、いつでも薬を入れられるようにする。絶食して胃の中をカラッポにしておく。下剤を飲んでもらって小腸や大腸をカラ

ッポにしておく、などです。胃の中をカラッポにしておかないと、麻酔のときに嘔吐して、ゲロが気道につまって窒息することがあるのですね。したがってどんな手術であっても、直前の食事はNGです。手術する場所の近くの毛を剃るのも前処置のうちです。以前は、「なんとなく感染の原因になりそうな気がする」という理由から、剃毛が頻繁に行われていました。盲腸（虫垂炎）の手術をした女子に「下の毛そった？」と聞くのがベタで定番のセクハラだったものです。でも最近は、よほど手術の邪魔になるとき以外は、毛を剃ることはなくなりました。なぜでしょう？　実は「剃毛した方がかえって細菌やウィルスの感染率が高くなる」とわかったためです。毛根に隠れていた常在菌が皮膚表面に出てきて菌の量が増えてしまうこと＆カミソリで皮膚表面に細かいキズがつき、そこから病原性微生物が侵入しやすくなることが理由だとか。「先入観」と「科学的結論」がまるで違っていたいい例ですね。

　ちなみに、いわゆる「緊急手術」とは（1）術前検査や（2）前処置をすっ飛ばして、いきなり（3）から始まる手術のことを言います。リスクを把握しきる前に手術に踏み切るんですから、当然危険です。そんなリスクの高いこと、本当はやりたくありません。でも「今やらないと死ぬ」ならば、やるしかない。それが緊急手術です。逆に言えば、「今じゃなくても平気！　少しは待てる！」ときには緊急手術は行いません。必ず「予定手術」にします。翌日の午前中や週明けの月曜日、手術室が空いている3ヶ月後の平日などに予約を入れることになります。患者さんにとってみれば「すぐにやって欲しいのに！　なんでそんなに遅いの！」とはやる気持ちもよくわかりますが、後回しに出来るものは後回しにします。その方が患者さんにとって安全だからです。また、そうしないと別の緊急手術が必要な患者さんが突然発生したときにどうしようもなくなります。緊急手術が入れる枠を、バッファーとしてある程度確保しておくのですね。そして、そうやって空けている枠以上に手術が発生するのが現実です。

最近は、必要な検査をすべて外来でやってしまって
入院は手術の前日に→前処置。
というトコロが多いです。

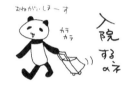

(3) 麻酔の導入

　麻酔は①クスリによって痛みを感じなくさせること（鎮痛）②手術中に体が勝手に動かないようにすること（筋弛緩）③意識を落ち着かせること（鎮静）の3つの目的をもって行われます。

　手術は必ず「痛み」を伴うものです。よってどんな手術であっても①鎮痛は必要です。

　鋭利なメスや針を使って繊細な作業をするので、患者さんにむやみに動かれたら危ないです。患者さんが動かないようにする必要があるのです。胸やお腹を大きく切る手術では、該当部位の筋肉が動かないようにする＆痛みによる反射で勝手に筋肉が縮むのを防ぐために、筋肉の収縮を止める「筋弛緩薬」を投与します。

　②筋弛緩薬を使うと、横隔膜の動きも制限されるので、自発呼吸ができなくなります。大変です。気道にチューブを入れて、人工呼吸器でむりやり呼吸させる必要が出てきます。口に管を入れるのはとても苦しいですから、③意識を落ち着かせること（鎮静）も必要になります。

　このように意識を無くし、脳や中枢神経に鎮痛薬と鎮静薬と筋弛緩薬を効かせて行う麻酔を「全身麻酔」といいます。大きい手術であればあるほど、いろんな薬が必要になり、リスクも上がってゆくのですね。

全身麻酔だと　だいたいコーゆー状態になっています。
（胃全摘のopeをとりあえず想定しています）

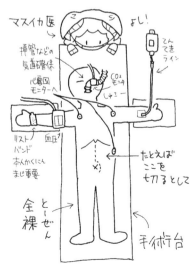

(4) 手術イヨイヨ!!

いよいよ手術です。
　手術の細かい術式は、手術を行う場所と目的によって様々です。同じ手術でも、施設や大学によってやり方が違ったりします。よって、細かい術式はこの本では取り扱いません。
　でも、手術の「やり始め」と「やり終わり」はたいてい同じです。それをこれから紹介していきます。

① 患者さんの消毒。
手洗いの前に行います。

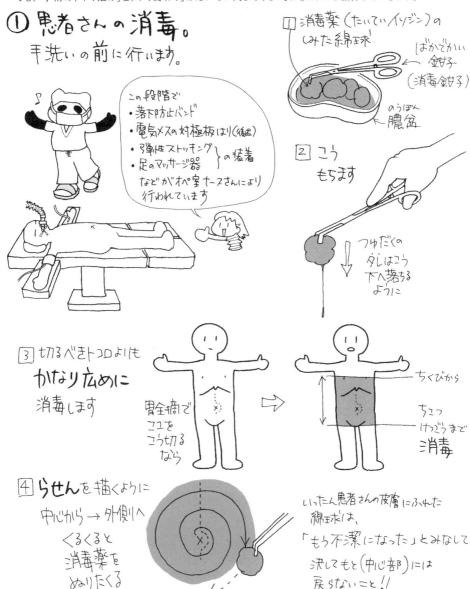

5 ⑩使った綿球はそのままポイする

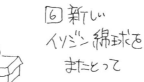

6 新しいイソジン綿球をまたとって

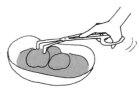

7 同様にくるくる → ポイ

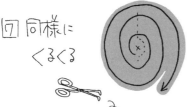

8 乾くまで待つ。
→ この間に手洗いへ行きましょう。
手洗い終わった頃には乾いています。

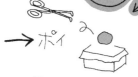
いってきまーす♡

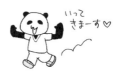
手洗いってトイレじゃないよ 手を洗うことだよ
まぁトイレにも行っておいた方がいいけどさ

② 手洗い
③ ガウン着る
④ 清潔手袋
⑤ ガウンのひもむすぶ

ここらへんのやり方は「ガウンテクニック」の章へGO！

⑥ 清潔なでっかい布（覆布（ドレープ）といいます）をかける。

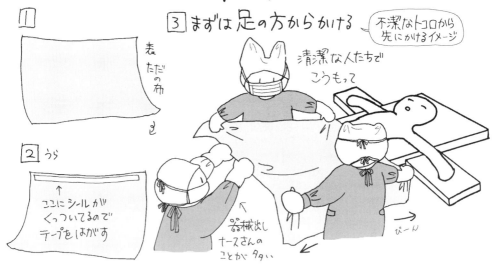

1 表 ただの布
2 うら ← ここにシールがくっついてるのでテープをはがす
3 まずは足の方からかける 不潔なトコロから先にかけるイメージ
清潔な人たちでこうもって
器械出しナースさんのことが多い
びーん

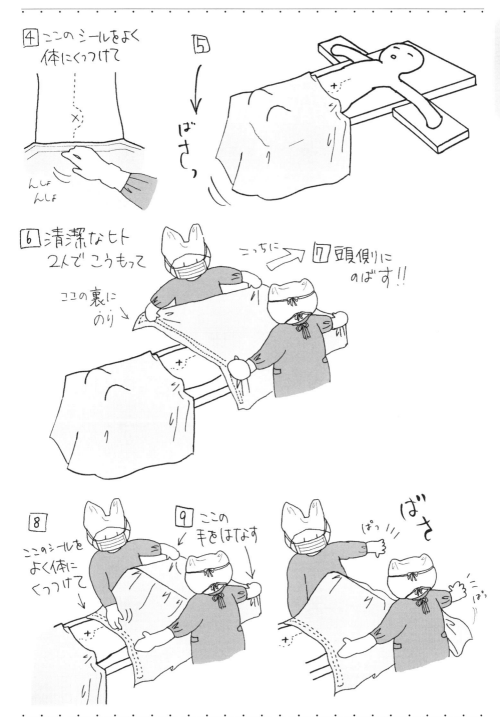

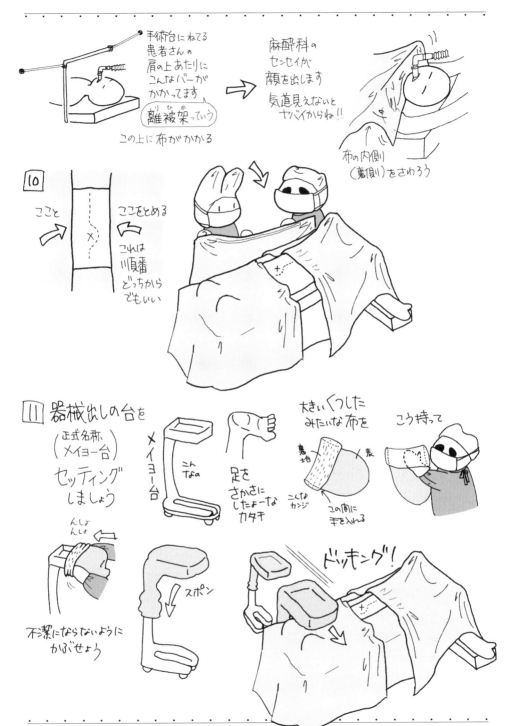

[12] こうなる。オペのゆかいな仲間達

清潔と不潔の概念

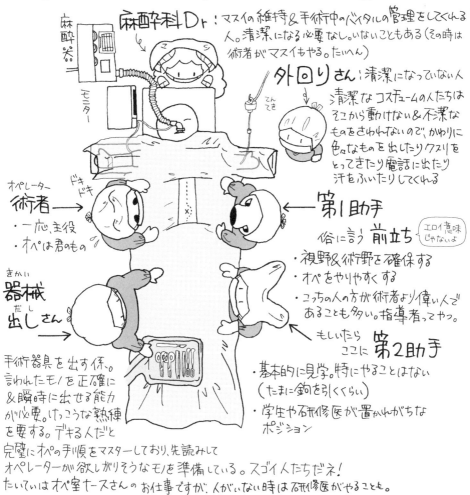

麻酔科Dr：マスイの維持＆手術中のバイタルの管理をしてくれる人。清潔になる必要なし。いないこともある（その時は術者がマスイもやる。たいへん）

外回りさん：清潔になっていない人
清潔なコスチュームの人たちはそこから動けない＆不潔なものをさわれないので、かわりに色々なものを出したりクスリをとってきたり電話に出たり汗をふいたりしてくれる

オペレーター 術者→
・一応、主役
・オペは君のもの

←第1助手
俗に言う**前立ち**（エロイ意味じゃないよ）
・視野＆術野を確保する
・オペをやりやすくする
・こっちの人の方が術者より偉い人であることも多い。指導者ってやつ。

もしいたら ここに第2助手
・基本的に見学。特にやることはない（たまに鉤を引くくらい）
・学生や研修医が置かれがちなポジション

器械出しさん→
手術器具を出す係。言われたモノを正確に＆瞬時に出せる能力が必要。けっこうな熟練を要する。デキる人だと完璧にオペの手順をマスターしており、先読みしてオペレーターが欲しがりそうなモノを準備している。スゴイ人たちだネ！
たいていはオペ室ナースさんのお仕事ですが、くがいない時は研修医がやることも。

〜〜→ 準備完了‼

術者は高らかに「はじめます」と宣言して、
「**メス（下さい）‼**」
と言いましょう。以後オペスタートです‼

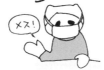
メス！

こまかい術式は色々ありすぎるのでこの本ではやりません。それぞれの術式の本をcheckしようネ！

(5) 麻酔の覚醒 &
(6) いつまでも続く術後管理

　手術は無事終わりました。次は、麻酔から患者さんの目を覚ましましょう。
　手術中の麻酔は飛行機の運航に例えられます。離陸と着陸が最も事故（急変）が起きやすい危険な時間です。手術室は人も機材も薬も「なんでもそろっている」場所です。病院の中でも最もフレキシブルに急変への対応ができます。そこで、麻酔の最初と最後はなるべく手術室で行うようにします。手術室で麻酔をきちんと醒まして、呼吸も意識状態も回復させてから、手術室を出て病棟に帰るのが手術後の一般的な流れです。ところが、患者さんがご高齢で体力が無かったり、とても大きい手術の場合、体力の消耗が激しくてなかなか自発呼吸に戻れないことがあります。我々が日頃なにげなくやっている「呼吸」も、体力がないと意外と上手くできないものなんです。もちろん呼吸できないと死んじゃいますので、手術による消耗から立ち直るまでしばらくの間、人工呼吸器で呼吸を助けてやる必要が出てきます。
　全身麻酔で手術をしている間は、気管内挿管をして人工呼吸器で呼吸を管理しています。自発呼吸に戻すのが難しいときは、人工呼吸器をつないだまま手術室を出てICUに直行になります（一般病棟では人工呼吸器の管理はできません）。気管にチューブが入ったままの状態なので、のどは痛くて苦しいし、邪魔です。意識があったら苦しくて大変です。よって、麻酔も維持することになります。麻酔が効きすぎているとそれはそれでいつまでたっても自発呼吸が出てこないので、ある程度体力が回復したところで麻酔を減らす方向にも向かわなくてはなりません。このあたりは「さじ加減」です。
　手術中は麻酔科のセンセイがこの「さじ加減」を調整してるので、オペレーターは手術に集中できます。でも手術が終わったら麻酔科のセンセイはもういません（ていうか、次の手術の麻酔に行っちゃいます）。よって、これをやるのは手術を担当した科のセンセイとICUのナースになります。呼吸の他にも、体の水分バランスの変化や出血の量、感染の確認、循環や呼吸など、手術の後は「体の反応」として様々なことが起こります。それらを外科の研修医が徹夜でモニター監視することになります。手術が終わっても、見えないところで修羅場は続くのでした。

目立ちませんが、正直言って 一番大変でやっかいな お仕事 です。
これさえなきゃ外科はスリリングでサイコーなのに…オペやりまくっちゃうのに…と思っちゃう外科医も多いとか。

多くの場合、偉いセンセイは手術するだけです。当然、一番かっこよくてやりがいのある所を持っていきます。いやぁどの社会でも偉い人ってそーゆーもんだよね。

で、一番たいへんな 死ぬぐらい あとはよろ 術後管理は当然、一番下っ立場 (研修医) のお仕事です。いやぁ下っ立場ってどこの世界でもそーゆーもんだよネ。トホホだよ。

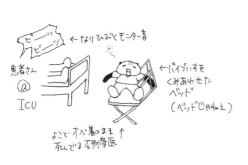

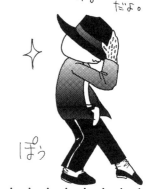

ねじ子のヒミツ手技

ガウンテクニック

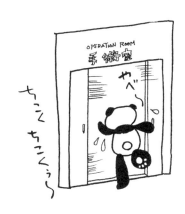

【ガウンテクニック】

いよいよ手術室に入場です。白衣はロッカーにしまい込んで、さあ未知の世界へ出かけましょう。
2003年に発刊された『働く男の制服図鑑』というオタク女子向けの制服カタログ本において、「白衣」は警察官・海上保安官・消防士・自衛官・パイロットなどをすべて抑えて男性の制服人気ランキング堂々の第一位でした。やった！ それなのになぜか堂々の最下位は「手術着」……。何故だ！ 同じ人間が着てるっちゅーの！ 中身同じですから！ ちなみに手術着が最下位の理由は「あの微妙な色と、パジャマ感がイヤ！」とのことです。まぁ確かに手術着って当直中のパジャマとしても活用されまくってますし、度重なる洗濯に負けてヨレヨレボロボロなのばっかですけどね。それにしても、乙女心って複雑だなぁ。

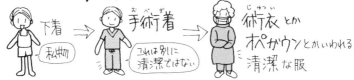

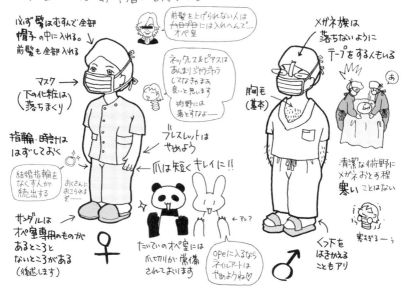

オペ着　正式名称：スクラブ着
たいてい病院のそなえつけがあります
最初っから白衣の下にMYオペ着を着てる外科医も多いです

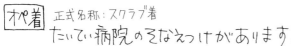
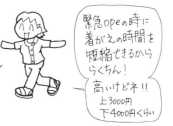

緊急opeの時に着がえの時間を短縮できるかららくちん！
高いけどネ！！
上3000円
下4000円くらい

※洗濯しすぎでヨレヨレでズボンのゴムが馬鹿になってることあり。注意！！
ope中ずり落ちてくると目もあてられません

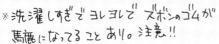
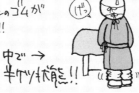

げっ
ズルズル
中で→半ケツ状態！！

自分で直すわけにもいかないし…かといって
外まわりさんに直してもらうのもナンだしー！！

帽子
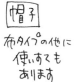
布タイプの他に使いすてもあります
ひもタイプ

耳は出しても出さなくても可
ここだけゴムタイプ

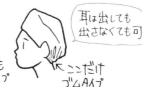
ユーユーモコモコタイプもあります
シャンプーハットか！！
髪長い人にはべんり

マスク
鼻すじにワイヤー入ってる
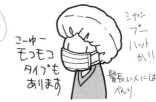
ゴムタイプと　ヒモタイプがあります

ねじ子は絶壁頭のためヒモタイプは上手く結べずズリ落ちちゃうのでゴムタイプを愛用しております
自分にあった「ズレない方」を選ぼう！

※ヒモの結び方いろいろ
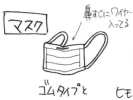
←下のヒモを上に
←上のヒモを下にしてる人もいる

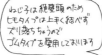
鼻のワイヤーをフィットさせておく
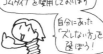
鼻の頭はかくれるようにネ

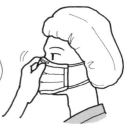

マスクの最も重要なポイント。それは「途中で直したくっても直せない！！」ってことです。
手洗いして清潔になってると、自分でマスクにさわって位置なおしたりできません。

マスクは不潔だからね！！

微調整は不潔なうちにしっかりと！

意外にマスクって手がいっちゃうんだよネー

|くつ・サンダル| くつは はきかえるの？専用サンダル？土足のまま？
～→ いろんなところがあります。ローカルルールに従いましょう！！

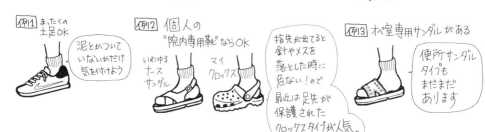

ope室に土足で入っても手術自体の清潔さに変わりはありません。
が！！ ope中は患者さんの血やら体液やらイソジンやらが
そこらじゅうに飛ぶ＆垂れるので
自分の靴を汚れから守るために！！
サンダルにはきかえたり、靴カバーをする人も多いです。

同様の理由で靴下をはきかえる人も多い。
水虫をうつされることあり、注意。

足カバー→

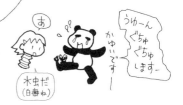

そして **何より大切なこと** は！！手術が始まる前に！
　　　　　　　　　　　　　　　清潔になる前に！！
トイレに行っておく ＆ 空腹をみたしておく ことです！！！

俗に言う「ロング」つまりロングオペの時は 6時間以上！！（下手すると 24時間とか）
座ることもできず立ちっぱなし、他のものにさわることも 外に出ることもできずに
すごさなくてはなりません。**地獄です。**
食えるもんは食っとく ＆ 出すもんは出しといてから
オペ室に向かいましょう。

急なオペだと「売店に買いにいく」ことすらも出来なくなることが多い

ねじ子は白衣のポケットに カロリーメイトやソイジョイを常備しておりました

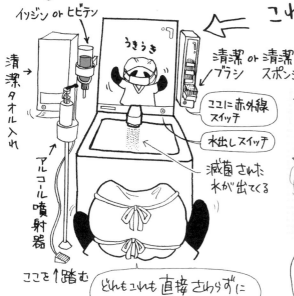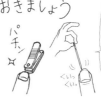

③ 水を出す

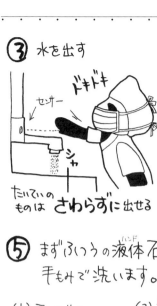

たいていのものは さわらずに出せる

④ 手術行のときに洗うのは 上腕 $\frac{1}{3}$ までです。
（肘の上 5cmくらいまで）
そこまで水で濡らしましょう。

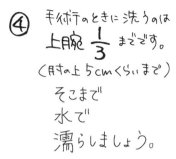

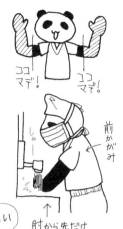

⑤ まずふつうの液体石けん(ハンドソープ)で手もみで洗います。

ふつうの水道水でいい
水道水がなかったら もちろん滅菌水でもOKです

(1) 手のひらを
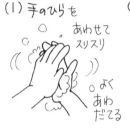
あわせてスリスリ
よくあわだてる

(2) 手の甲
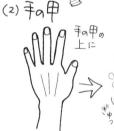
手の甲の上に
→ もう片方の手を亀の子のように重ねて
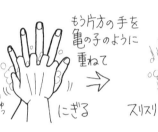
にぎる スリスリ

(3) 指を1本ずつ つかんで キュッキュッ
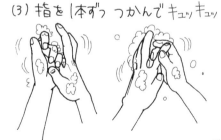

(4) 指の間
手を組んで
指の間 ゴシゴシ
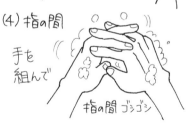

(5) 親指のつけね つかんでまわす
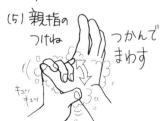
キュッキュッ

(6) 爪
片手でお皿をつくって
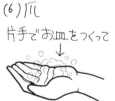
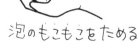
泡のもこもこをためる

指先を泡にドボン
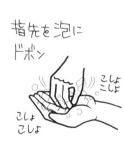
こしょこしょ
こしょこしょ

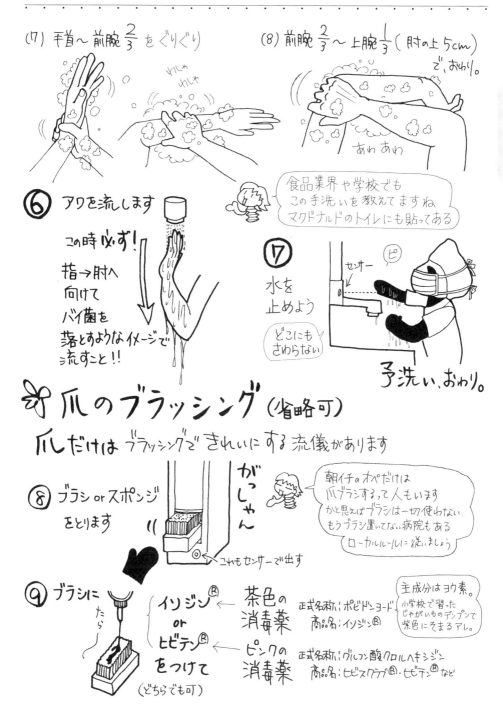

※殺菌力はピンク＞イソジンですが、自分が「手荒れをおこさない方」を選びましょう。そっちが大事。オペ室ナースさんとか、1日何回も洗うわけですしネ。

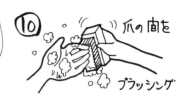
手荒れした皮膚ってのはフツーの皮膚の何倍も細菌がつきやすい。本人も大変です

⑩ 爪の間を ブラッシング

⑪ ブラシをそこらへんにポイとすてます
（流しの底に落とすことが多い）

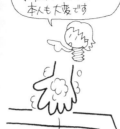

⑫ ブリーに流します。
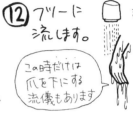
ま、細かいことなのでどっちでもいいですけど
この時だけは爪を下にする流儀もあります

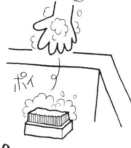

❀ いよいよ **本洗い**。

次は手もみで 指→手→前腕→肘 の順に洗います

⑬ 消毒薬をとって

5mlくらいで十分
500円玉2コ分くらいね

※今回は2015年現在 そこそこスタンダードな「予洗い→手揉み洗い1回→アルコール擦り込み」っていうお作法を紹介します

⑭ 手もみでじーっくり時間をかけて洗います

(1) 手のひら こすりあわせ 10秒間

(2) 手の甲 左右 各5秒間
 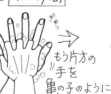 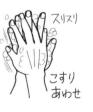
片方の手の甲の上に　もう片方の手を亀の子のように重ねて　スリスリ こすりあわせ

(3) 指を1本ずつつかんでぐるぐる キュッキュッ
左右 各3秒

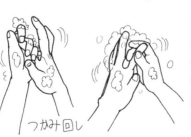
つかみ回し

※指は四面ある棒だと思いねぇ
全部の面をキュッキュ キュッキュ キュッキュ @太郎しましょう
（ひろしさーん）

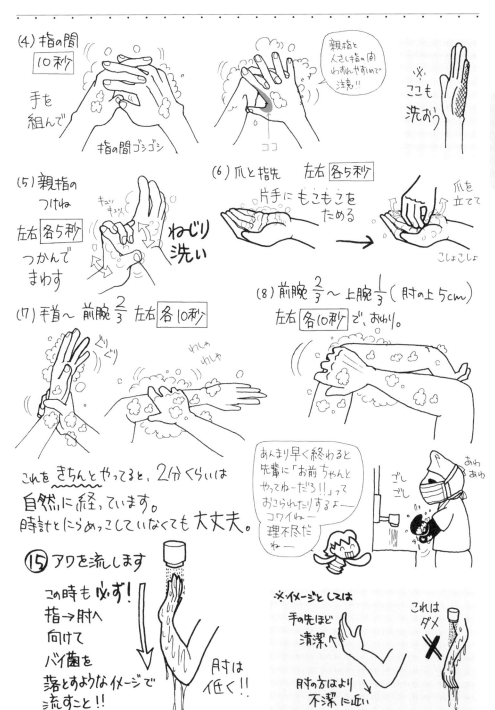

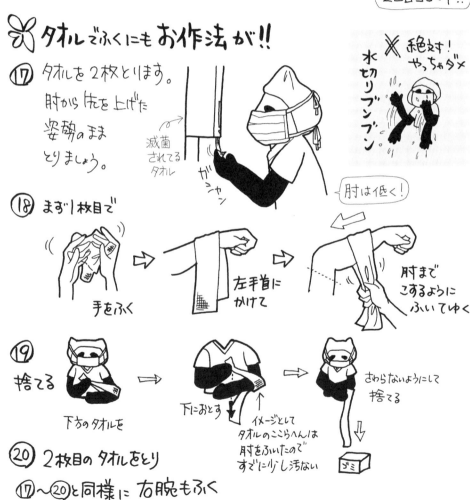

※ 速乾性のアルコール擦りこみ。

㉑ アルコールを ワンプッシュ ぶしゅっ

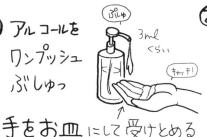

手をお皿にして受けとめる

㉒ 手もみですりこむ

(1) お皿の中に爪を立てて指先を入れてこしょこしょする

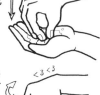

(2) 逆の手でもお皿をつくって

もう片方もこしょこしょ

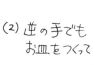
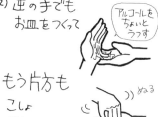

(3) 手のひらにのばす

手のひらこすりあわせ

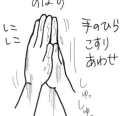

(4) 手の甲にぬりこむ

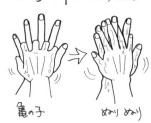

亀の子　ぬりぬり

(5) 指の間

モミモミ

(6) 親指のつけね

(7) 指を1本ずつ

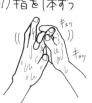

キュッキュッ

(8) 手首

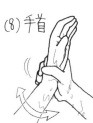

※(7)(8)らへんはぜんぶやんないトコロもある

(9) おわり！

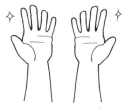

どこにもさわらず乾かそう

（アルコールだから勝手に蒸発するよ！）

イソジンorヒビテン2回後のアルコールすりすり（ツーステージ法のアルコール擦式）は本当に場所によって違います。

指先からたらすだけ！という流儀もあれば

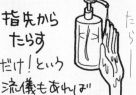

手もみでもみこむだけ.というところもあります

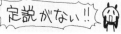

定説がない!!

㉓ 手洗い終了。 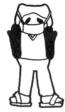 このまま ぜったい!! 何もさわらず OPE室に入場

㉔ OPE室の入口は フットスイッチになってます あけましょう

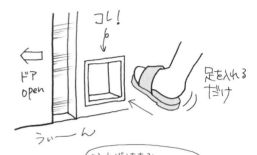

❀ 手洗いのポイント♡

(1) 肘をかるく曲げて up。 必ず手&指が肘より高くなるようにする

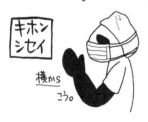

キホンシセイ
横から こう。
前から こう。

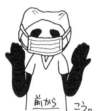

こう水がしたたるのは OK。

こう水がしたたると 洗ってない不潔なトコロから、指(いちばん清潔にしたいトコロ)にバイ菌が↓したたり落ちちゃう

ここらへんはもう汚いトコロ

NG✗

(2) 洗い終わってるトコロには戻らない ← せっかく洗い終わったキレイなところにまたバイ菌がついちゃう

(3) 洗ってる最中に 他のものに 腕や手が さわっちゃった あたっちゃった ダメ ✗

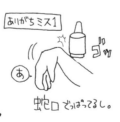

ありがちミス1
あ
ゴッ
蛇口でっぱってるし。

ありがちミス2
あ
ゴッ
肘曲げすぎ

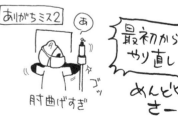

最初からやり直し めんどくさー!!

(4) 泡や水を飛ばしまくり ✗ ダメ

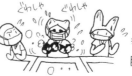

君はOKですが 周りの人は迷惑です

ここまで書いてナンですが。**実は！** 最近のエビデンスでは、普通の石けんで手洗い＆速乾性アルコールの擦り込みだけ！でOK！感染の発生率は変わらない!! という報告が出ています。

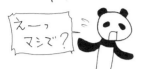

マジで。イソジンもヒビテンも使わない!! 普通の喫茶店のトイレでもやれる手洗いで十分!! 実は清潔度はあんま変わんないのよ。

と、いうわけで

❀ **今の手洗いは3種類が混在しています**

古い順に

① ブラッシング法

かなり減った

全部の面をごしごし

イソジン or ヒビテンをブラシ or スポンジでごしごし泡だててこすります。昔からある古い手洗い方法です。
昔からやってる医者＆肌が強い人にはまだまだ人気があります。
ブラッシングで肌が荒れてかえって不潔になる、コストが高い、という理由からいずれなくなっていく運命です。

② ツーステージ法

さっき書いたのはコレ

さいしょイソジンorヒビテンで手もみ洗い ×2回 → アルコール軽くすりこみ の2段がまえ。①と③の中間ですな

①②をあわせてスクラブ法とも言います。スクラブ剤を使うから。

scrub【英】：ごしごし洗うって意味です 手術室ではいろんなものをスクラブって呼びます ややこしい!!

※スクラブって何!?
① いわゆる抗菌性手洗い用消毒液のことをまとめて「スクラブ剤」と呼ぶ →
② スクラブ剤を使って手をごしごし洗う方法をぜんぶまとめて「スクラブ法」っていう

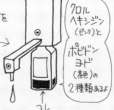

クロルヘキシジン（ピンク）とポビドンヨード（茶色）の2種類あるよ
↑コレ

③ 日本では「手術着」「オペ着」っていう
英語でこれ
じゃぶじゃぶ洗っても大丈夫な布で作られてるゆえにスクラブっていう。実際すげーよく洗う

③ **ラビング法** (ウォーターレス法ともいう)

スクラブをまったく使わず 普通の石けんで手洗いののち、速乾性アルコールをがっつり3回擦り込む

2015年現在、現役で行われているのは ②③ です。
混在してます。どっちもアリ。

> よって次は ③ を紹介 ほーす

～アルコール入りローションでこするだけ！～

> なんかいやらしいなー

またの名を
ローションすりすり法

いや、正式名称は **ウォーターレス法** とか **ラビング法** とか言います

> LoVE-ing?
> 恋INGってやつですか？

> ちげーよ
> Rubbingだよ
> ゴシゴシこするってこと

① **予洗い** までは一緒です

> P29～の
> 予備洗浄を見よう

じゃぶじゃぶ

② **ふきます**

なーんと！ふつうの
ペーパータオル でOK

> 安いよー

滅菌されてる必要なし!!

ふきふき

ふき方は別になんだっていいけど
ふき残し だけはしないよーに

> こーゆーのよくあるでしょ
> 外食店の洗面所にあるやつ

> 水分が残ってるとこのあとのアルコールの殺菌効果が薄れます

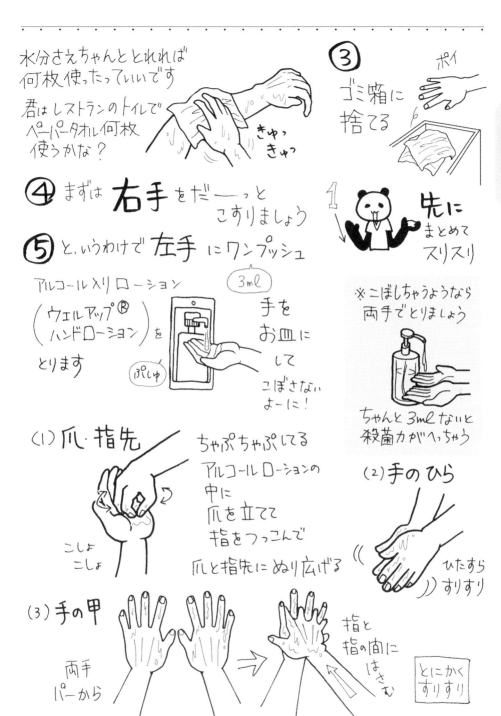

(4) 指の間
ひたすらすりすり
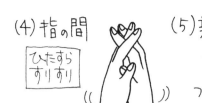

(5) 親指のつけね
つつみ込むようにすりすり
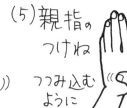

(6) 手首
ぐりぐり
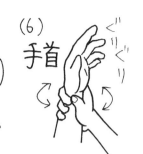

(7) 肘まで
アルコール乾くまですりこんでいく

※やりすぎると皮膚からアカが出るので注意
やりすぎ
×ダメ こすりすぎない
ボロボロ
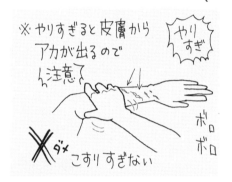

(8) まずは 右手 終わり！
だいたい1分間くらい

⑥ 次は 左手 を コスコスする

同じことを 逆の手で やるよ！
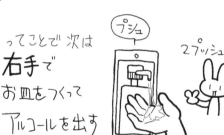

ってことで次は
右手で
お皿をつくって
アルコールを出す

プシュ
2プッシュめ！
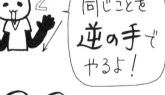

⑦ ⑤の(1)〜(8)を
左右逆でやります。
左手 も1分間くらい

⑧ 最後は 手首まで しか こすこす しない
手首から先 (前腕〜肘) には
ぜったいさわらないこと！

ココマデ！
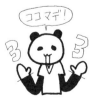

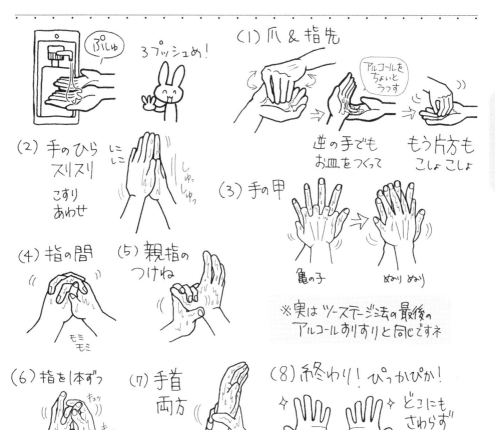

最後の 両手 も1分間くらいです。

⑨ と、いうわけで ラビング法なら
全部で3分くらいで手洗いはおしまい。早い！

この新しいやり方でやると 流し台 は
とっても シンプル になります

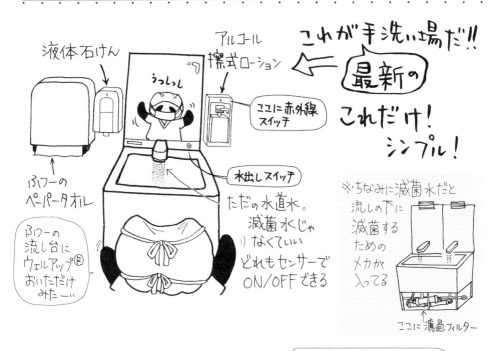

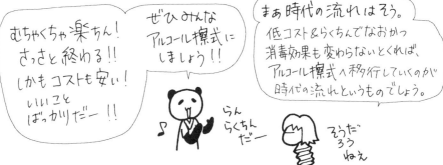

でもね。ヨードアレルギーの人もいればアルコールアレルギーの人もいる。どちらも必ずある一定数存在する。絶対にゼロにはならないので、完全にスクラブ法がなくなることはないでしょう。よってスクラブ法／ラビング法は両方とも残ります。
どちらも必要なんです。どっちもできるようになっておこう!!
スクラブ剤orアルコールハンドローションのどっちかしか置いてない施設もあるしね!

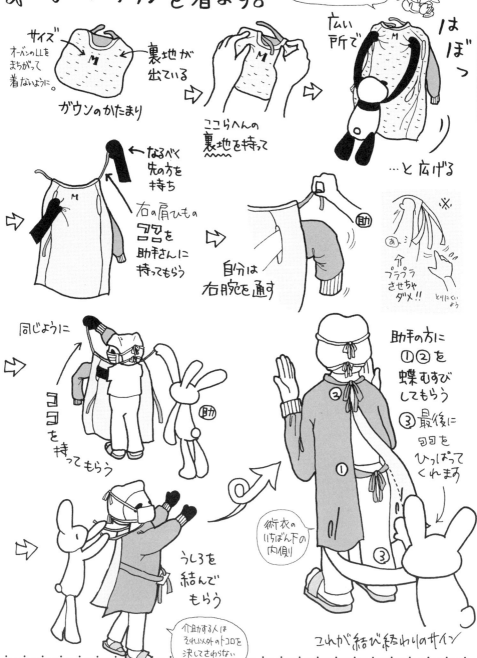

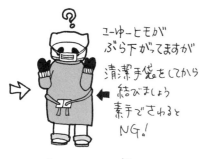

☀清潔手袋をします。

手袋のときも、「滅菌手袋にくらべたら(例え手洗いしても)素手は不潔！」と考えましょう。

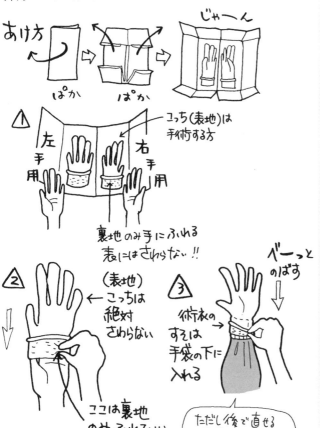

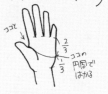

※ 手袋のサイズ

人によりけり。そのうち自分にあったサイズがわかるでしょう。キツめを選んだ方がやりやすいことが多いです。

ココを ⅔ ココの円周ではかる ⅓

大 ↕ 小	8.5 inch インチ
8	すごく大きい男
7.5	男の人ちょっと大きい
7	男の人標準
6.5	女の人ちょっと大きめ
6 インチ	女の人標準 (ねじ子はココ)
5.5	女の人小さめ

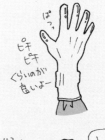

ぱっ ピチピチ くらいのが良いよー

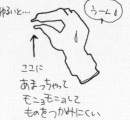

ゆるいと… うーん↓ ココにあまっちゃってモニョモニョしてものをつかみにくい

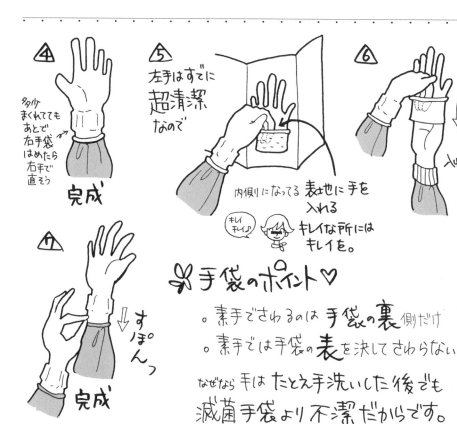

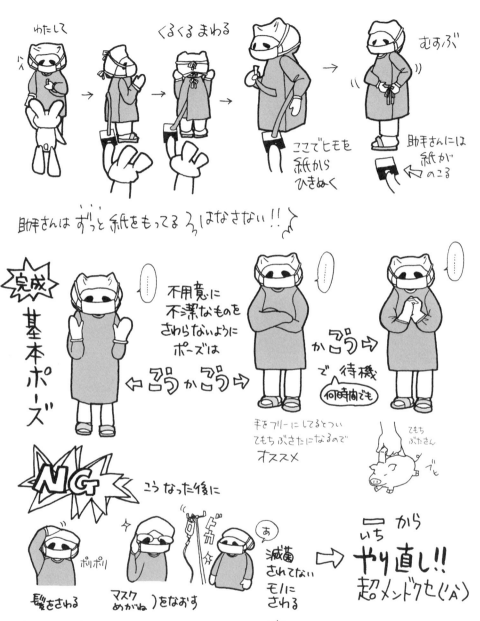

🦋 オペガウン着た時の清潔/不潔の概念(ルール)はなんとなくこんな感じなのだ。

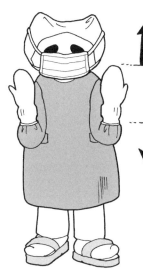

顔は論外に不潔。
⇨ 手では決してさわらない。

腰から下は手術中に知らぬ間にここらへんの不潔なトコロにさわってることがタタい
⇨ 清潔じゃない！と考え、手ではさわらない。

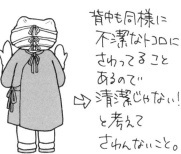

背中も同様に不潔なトコロにさわってることあるので
⇨ 清潔じゃない！と考えてさわんないこと。

そもそも蝶結びのヒモの先は助手さんがさわってるから不潔だしね

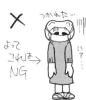

つかれた…
よってこれはNG

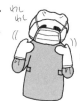

わしわし
肩とかえりもとに違和感があってもさわらない直さない

背中がかゆくてもかかない

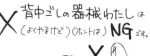

背中ごしの器械わたしは（よくやるけど）（ホントは）NGです。

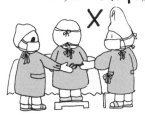

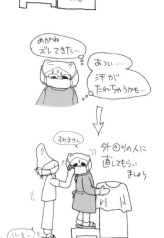

めがねズレてきた…
あつい……汗がたれちゃうかも…

⇩

すみません
外回りの人に直してもらいましょう
（ハーぇー）

手袋の先（指）は臓器にさわるし色々操作するし何よりも！清潔で！！いないといけないのだ。よってむやみにいろんなトコロをさわらないようにしよう！！

✿ 実は脱ぎ方にもお作法があるヨ！

イメージとしては、「患者さんの体液やら血液やらには できるだけ触れたくないよネ！」
⇒ なるべく さわらないように脱ぐ！！ ……というのが 基本です。

これを難しく言うと、「自分にとって」患者さんのさわったトコロ
　＝（イコール）患者さん由来の病原性微生物があるかもしれない
　＝（イコール）「自分にとっては」危険なトコロ、不潔なトコロになります。

逆に、患者さんのさわってないトコロ
　＝（イコール）患者さん由来の病原性微生物は絶対にいない
　＝（イコール）「自分にとっては」さわってもいい安全なトコロになります。

よって、患者さんに絶対にふれてないトコロを掴んで脱げばOK。
　↳ それは、これまで「不潔」と定義して忌み嫌っていた部分ですネ！

～手袋の脱ぎ方～

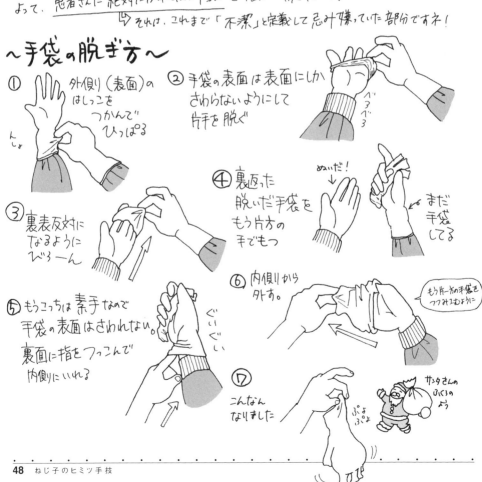

① 外側（表面）のはしっこをつかんでひっぱる

② 手袋の表面は表面にしかさわらないようにして片手を脱ぐ

③ 裏表反対になるようにびろーん

④ 裏返った脱いだ手袋をもう片方の手でもつ

⑤ もうこっちは素手なので手袋の表面はさわれない。裏面に指をつっこんで内側にいれる

⑥ 内側から外す。

⑦ こんななりました

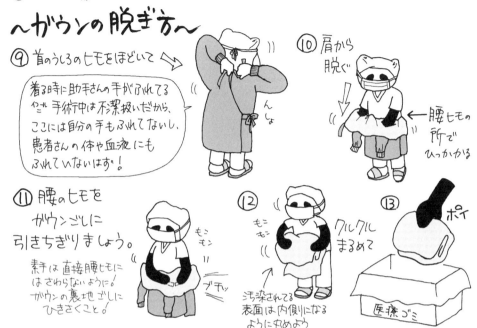

Column 手洗いのローカルルール

手洗いには数々のローカルルールがあります。病院ごとに方法が違う、といっても過言ではありません。どんな方法をしても、とりあえず爪を綺麗にして2分以上かけて洗って最後にアルコールを塗りたくっておけば、細菌数に全く差はありません。逆に、ブラシを使いすぎると皮膚に細かい傷ができ、そこにばい菌がくっついて、かえって不衛生になります。

これらのエビデンスは実はそのすべてが、CDC（アメリカ疾病予防管理センター）ってところの研究から来ています（本書もそれにのっとっています）。CDCの研究は、非常に多くのデータの収集結果を元に作成、発表されています。その影響力は巨大で、現在のグローバルスタンダードだ！と言っても過言ではありません。日本でも、CDCの基準が大いに活用されています。

というわけで、ねじ子が学生の頃は「手洗いはブラッシングでごっしごっしと2回やれ！」と教わり、研修医時代には「イソジン手もみ洗い2回＋アルコールすりこみ1回」と教わりました。時は流れ、今は「アルコールすりこみ3回」が主流になろうとしています。が！しかし！ねじ子の知ってるだけでも、「まだまだブラッシングしまくってる」病院から「もうイソジン置いてません、アルコールのみです」という病院まで、手洗いのルールは実に様々です。病院ごと、それこそ診療科ごとに違うと言っても過言ではありません。しかも、そこのルールにのっとってやらないと、確実に。**上の先生から怒られます**。理不尽な話です。

無駄だとは知りつつも、あえてローカルルールに従うのが職人的職場である病院で犬死にしないための唯一の方法です。偉い人は清潔、下っ端は不潔。それが病院のルールです。ベテランは清潔、新人は不潔。それがオペ室ナースさんのルールです。偉い人たちは、「学生だの新人だのは**何か失敗をするんじゃないか、いやするに違いない**」と常に目を光らせて難癖を付けようとしてくる、おっと違った、**きめ細かい御指導**をして下さいます。細心の注意を払い、全力でローカルルールに従いましょう。

Column 病気は治りましたが患者は死にました

手術＝切って治して縫う、という非常に危険なことを、できるだけ安全にやるためには一体どうしたらいいでしょうか？　多くの人間、多くの知恵、多くの経験、そして多くの犠牲によって、手術というのは今日のようなカタチになってきました。

　手術は基本的に**「体に傷をつけて、治す」**方法です。あとで治すことを考えると、傷はできるだけ小さい方がいいです。できることなら、まったく傷がない方がいいに決まっています。しかし実際はそうはいかないわけで、**必ず体になんらかのダメージ**を負います。どんなに安全で簡単と言われている手術でも、メスを使って体を切れば痛いですし、少量でも必ず出血はしますし、麻酔を使ったところで体力は消耗します。多かれ少なかれ、必ず！　ダメージがあるのです。この「体のダメージ」を専門用語で**「侵襲（しんしゅう）」**と言います。手術をする上でも、受ける上でも、非常に便利な言葉ですのでぜひ覚えておきましょう。

　わざわざ傷をつけるという「デメリット」を上回るなんらかの「メリット」があるときしか、手術はできません。手術する必要がありませんし、むしろマイナスです。下手をすると、手術による体の消耗に耐えられず死んでしまいます。そんな人は「手術をしない方がいい」に決まってますよね。患者さんの中には「何でもかんでも手術をしてくれ‼」という人がいますが、手術というのは手段であって、目的ではありません。**手術は成功したけれど患者は死にました！**　では本末転倒なのです。

　手術による消耗には、間接的なものや精神的なものもあります。ご老人の場合、「お腹の手術」で何日か歩かなかっただけで、足が弱って「寝たきり」になったり、入院生活の影響で取り返しが付かないほどボケたりすることが、よくあります。手術でお腹は治ったのでしょうが、全体で見れば患者さんの寿命を縮めてしまった可能性も高いです。間接的だろうと直接的だろうと、「手術のせいで歩けなくなった」「手術のせいでボケてしまった」ならば、その手術は患者さんにとって良かったのか悪かったのか、わからなくなっちゃいますよね。こうしたことが起こらないように、手術をすべきかどうか、よく考えて選択しなければなりません。

　手術をした方がいい場合を、医者の専門用語で**「手術の適応がある」**略して**「オペ適あり」**と言います。その逆は**「オペ適なし」**です。TVドラマなどでよく「手術はもう出来ないって、手遅れって、どういうことですか先生！　手術してやって下さい‼　お願いします！　我々を見捨てるんですかぁ‼」という場面があります。実際でもよくあります（ドラマほど派手に騒ぐ人はいませんが）。このときの「手術ができない」とは、「オペ適なし」という意味です。手術そのものは「やろうと思えばできる」かもしれませんが、手術をする場合としない場合で、「しない方がマシ」と判断した、ということです。「手術をしない＝見捨てた」のではなく、患者さんの今後の人生のことを考えたら、手術をしない方がいいと判断したのです。経験上、このあたりはなかなか患者さんに理解してもらえないのですが、図にするとこんな感じです。

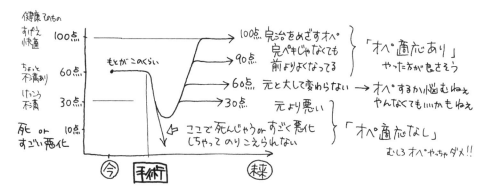

　手術に踏み切る前に、**「この手術はほんとうに必要か」**をじっくりと検討しましょう。手術適応を見誤ると、患者さんにとっても医者にとっても不幸です。患者さんの体力や生活や年齢や希望を考慮して、手術のやり方を考えましょう。時には「手術をしない」という選択肢を選ぶ勇気も、必要になってきます。

ねじ子のヒミツ手技

手術器具の名前

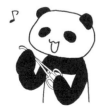

オペ キカイ
手術の器械って
ステンレスで
キラキラしてて
♪ ちょーキレイ
だよねー♡
わくわく
するなー♪

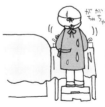

でも器械出しは
大の苦手です

がが
ちゅちゃ

あれ
クーパーって
はさみだっけ
鉗子だっけ？

【手術器具の名前】

次は「手術器具の名前」です。医者でも、知っているようであまりよく知らない手術器具の名前。外科の実習でなりたくもないのに清潔にさせられ、第5助手で手術を見ている時、「君きみ、ちょっとそこのクーパー取って」とか言われちゃいました。さぁどうしましょう。「くーぱーってなに？」って感じですよね。「クッパなら各ワールドの最終面の城の吊り橋の上に……クッパー細胞なら肝臓に……」などと馬鹿なことを考えてるうちに、「はさみだよ、そこの曲がりのはさみ」とイライラした外科のセンセイに怒られてしまいました。でもでも「え、曲がりってナニ？　あぁ、先が曲がってるってことか！」…ってな感じですよね。手術器具の名前が詳しく書いてある教科書は、実はあんまりありません。そんな授業も、ありません。多くの医者の卵＆ナースの卵達は、器具の名前すら知らないうちに社会人になり、病院に放り出され、内科勤務になった者はそんなものをまったく知らずに一生を過ごし、外科勤務になった者は実地経験だけで必死に覚えていったのです。

というわけで勉強することすらも難しい、手術器具の名前。使用頻度の高いものからねじ子流に紹介していきましょう。

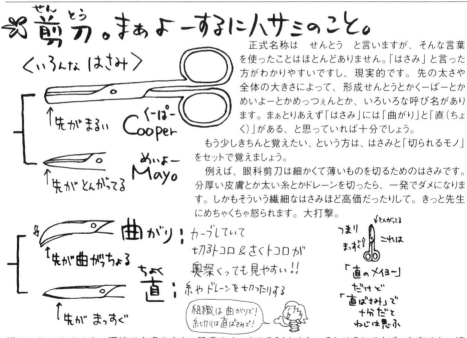

正式名称は　せんとう　と言いますが、そんな言葉を使ったことはほとんどありません。「はさみ」と言った方がわかりやすいですし、現実的です。先の太さや全体の大きさによって、形成せんとうとかくーぱーとかめいよーとかめっつぇんとか、いろいろな呼び名があります。まぁとりあえず「はさみ」には「曲がり」と「直（ちょく）」がある、と思っていれば十分でしょう。

もう少しきちんと覚えたい、という方は、はさみと「切られるモノ」をセットで覚えましょう。

例えば、眼科剪刀は細かくて薄いものを切るためのはさみです。分厚い皮膚とか太い糸とかドレーンを切ったら、一発でダメになります。しかもそういう繊細なはさみほど高価だったりして。きっと先生にめちゃくちゃ怒られます。大打撃。

逆に、クーパーしかない環境で皮膚の小さい腫瘍のオペをやろうとしたら、それはそれですげぇ大変です。適材適所ってやつですな。はさみと、それに対応する場所をセットにして考えましょう。

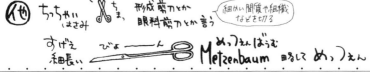

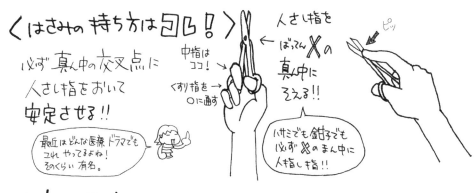

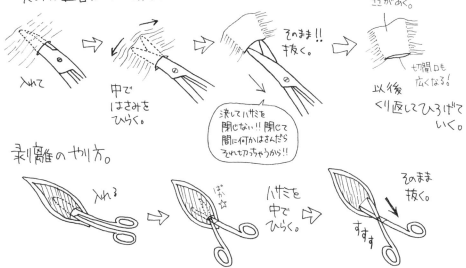

メス!!

オランダ語の mes (ナイフ) より。

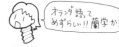
オランダ語ってめずらしい!! 蘭学か!

＜メスにも2種類（覚えなくて結構）＞

ヒフを切る!!

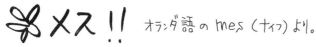

替え刃はここからかえる。

まるい刃。正式名 円刃刀（えんじんとう）

またの名を **バウフメス** と言うらしいです。知らないっす。

独語で「腹」の意味

おなかポッコリ

外科医が「はじめます」と言ったのち、しばーん！と皮膚や皮下脂肪などを切るために使います。いかにも手術！ という感じで、医療ドラマでもよく使われるワンシーンです。
実際は、始めの切開にしかメスって使いません。最初にスパッと切って以降は、もっぱら電気メスを使います。

犬のスピッツはここがトンガってる

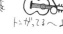
トンガってる〜？

とんがった刃。尖刃刀（せんじんとう） またの名を **スピッツメス**　独語で「トンガリ」の意味

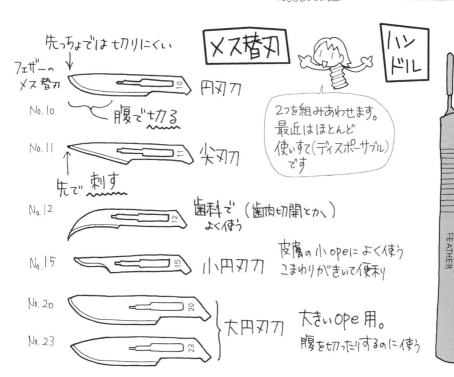

メス替刃 / ハンドル

先っちょでは切りにくい
フェザーのメス替刃

No.10　円刃刀　腹で切る

No.11　尖刃刀　先で刺す

No.12　歯科で（歯肉切開とか）よく使う

No.15　小円刃刀　皮膚の小opeによく使う　こまわりがきいて便利

No.20
No.23　大円刃刀　大きいope用。腹を切ったりするのに使う

2つを組みあわせます。
最近はほとんど使いすて（ディスポーザブル）です

FEATHER

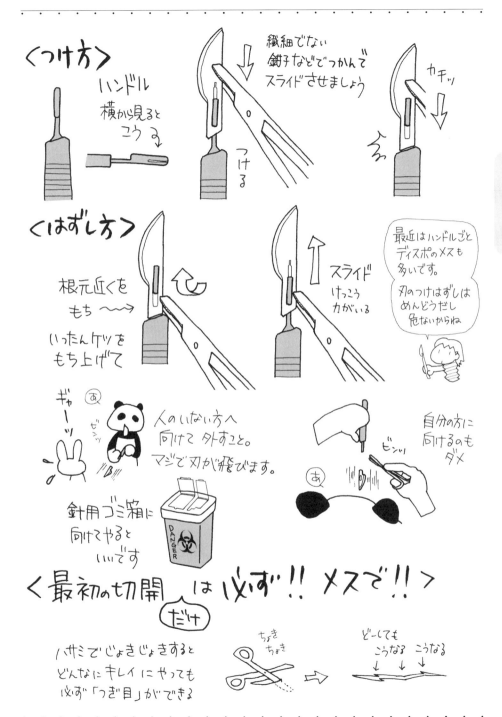

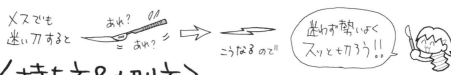

〈持ち方＆切り方〉

尖刃刀や小円刃刀は
鉛筆のようにもつ

刃の大きい円刃刀は
テーブルナイフのようにもつ

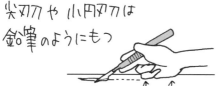

ここや ここをしっかり
地面につけて 安定させる

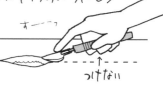

つけない

どっちにしろメスのポイントは

(1) 肩＆肘からひく!!

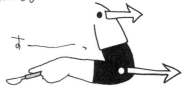

(2) 皮膚にしっかり テンションをかけよう

正面から見ると
ユーゆー構え

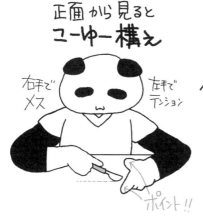

右手で メス
左手で テンション
ポイント!!

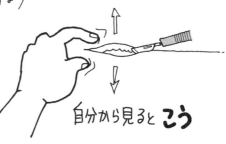

自分から見るとこう

切る方向に
垂直に
テンション
かけよう

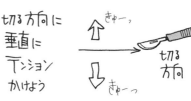

きゅーっ
きゅーっ
切る方向

テンションをしっかりかけておくと
真皮の下の方までメスが一気に行き
手術痕(オペスカー)がキレイになります

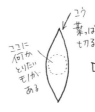

ここに
何か
とりたい
モノがある

こう
葉っぱ状に
切る

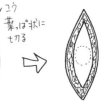

こう
まん中が
島のように
浮く

電気メス略して電メス

焦がすことによってボロッと取れる（切れる）仕組みなので、傷口はあんまり綺麗とは言えません。よって、目に見える表面の皮膚を切るのに使うのはやめましょう。

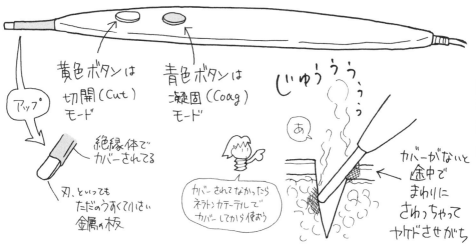

〈電気メスのしくみ〉 基本は電子レンジと同じです

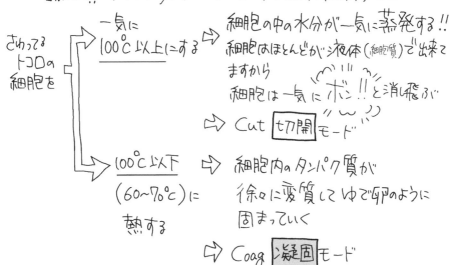

切開モードはさくさくと切れるのですが**血が出まくります**。これじゃーフツーのメスとあんまり変わらない……。

⇨ 両方のいいとこどりをするのが切開モードの中の**ブレンド(混合)カット**です。これを選ぶと「**凝固しながら切る**」ことができます。すげえ便利です。

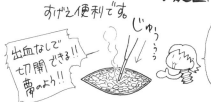

「出血なしで切開できる!! 夢のよう!!」

「じゅうぅぅ」

ただしこれで止血できるのはホントに小血管だけです。太い血管でも同じよーになめてかかると、血管のカベがこげるだけです。大出血します。

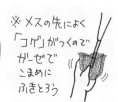

※メスの先によく「コゲ」がつくのでガーゼでこまめにふきとろう

と、いうわけで黄色ボタンはたいてい**ブレンド切開**(Blend Cut)で使って、純粋な切開モード(電メス本体の表示でいうpureってやつ)はめったに使いません。

〈よくある電気メス(でんめす)の本体表示〉

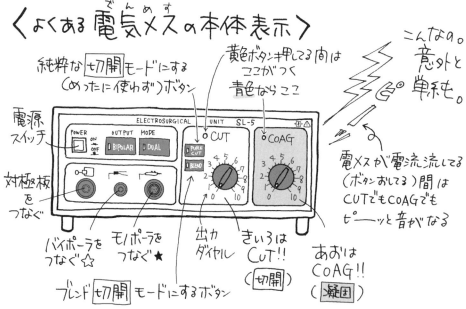

純粋な切開モードにする(めったに使わず)ボタン

黄色ボタン押してる間はここがつく 青色ならここ

こんなの。意外と単純。

電源スイッチ

対極板をつなぐ

バイポーラをつなぐ☆

モノポーラをつなぐ★

ブレンド切開モードにするボタン

出力ダイヤル

きいろはCUT!! (切開)

あおはCOAG!! (凝固)

電メスが電流流してる(ボタンおしてる)間はCUTでもCOAGでもピーーッと音がなる

〈実は2種類〉

いままで言ってませんでしたが、電メスの先端のカタチにも実は2種類あります

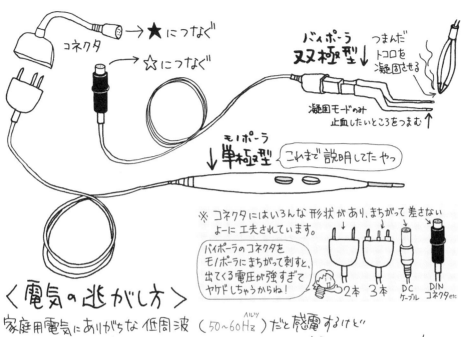

〈電気の逃がし方〉

家庭用電気にありがちな 低周波（50～60Hz ヘルツ）だと感電するけど、
電気メスは おげえ 高周波（300kHzキロ ～ 5MHzメガ）なので 感電はしません。が！
ある一点に集中して電気が流れちゃうと、ヤケドをします。

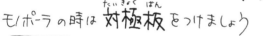

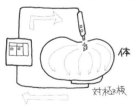

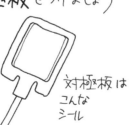

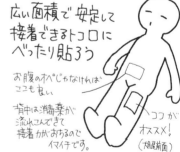

対極板が ないと、電流は体のうちの「逃げやすい」ポイントに集中して流れてしまう

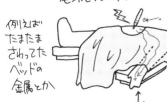

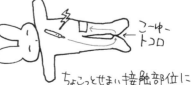

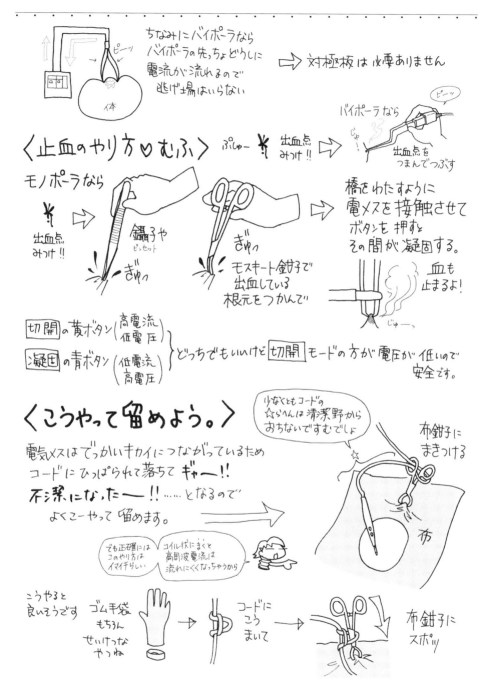

🦋 鑷子。ーーか ピンセット（オランダ語）。

せっしと読みます。要するにピンセットです。先端にかぎがついてるものを有鉤鑷子（ゆうこうせっし）、ついていない平らなものを無鉤鑷子（むこうせっし）と言います。まぁ先にカギのついたピンセットとついてないピンセットです。

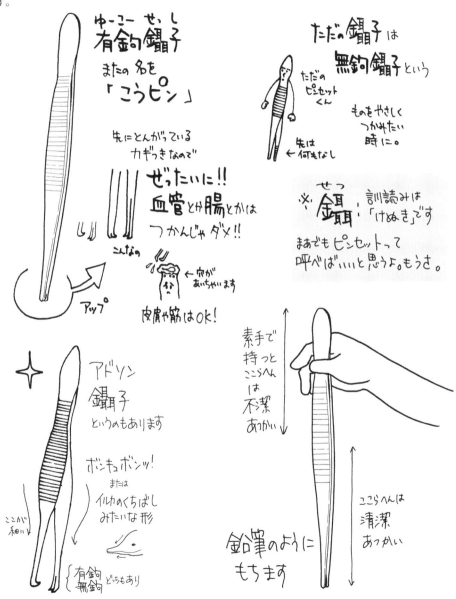

針を持つ器械とかいて 持針器(じしんき)。

針を持つためのキカイ。お裁縫の針は手で持ちますが、病院の針はキカイで持ちます。二つタイプがあり、どっちが出てくるかは病院や環境やセンセイの趣味によります。ねじ子は「でかくて持ちにくいの」と「小さくて持ちやすいの」と呼んでおりますが正しくは まちゅー と へがーる と言うそうです。知らなくても何とかなります。

ねじ子は女性らしく手が小さいのでまちゅーは苦手です。ていうかキライです。

ねじ子の主観じゃんスミマセン

【硬い組織向き】

〈でかくてもちづらいの。〉

外科のセェセイがよく使う!!
でかくて♀にはややもちづらい

まちゅー
Matheiu型
持針器

細かい操作にはちと不向き

ギュッとにぎって

カチカチとにぎって止める

はなすとはずれる

【やわらかくて薄いもの向き (消化管やら血管やら)】

〈小さくてもちやすいの〉

へがーる
Hegar
または
うぇぶすたー
Webster
型

細かいソウサがしやすい

カチカチ止める

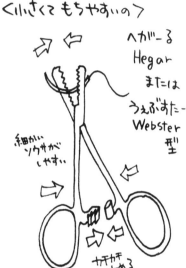

〈針のつけかた〉

持針器のくちばしの先っちょでもつ

針のおしりの近くをもつ

2/3 1/3
ここらへんをかませる

と、いいますがねじ子はなるべくおしりにつけるのがスキ

横から見るとこう

基本直角につける。

ほんの少し針先を↑こっち方向 (持針器の先っちょ方向) に傾けるとやりやすいヨ!

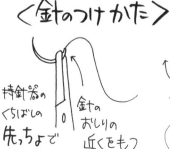

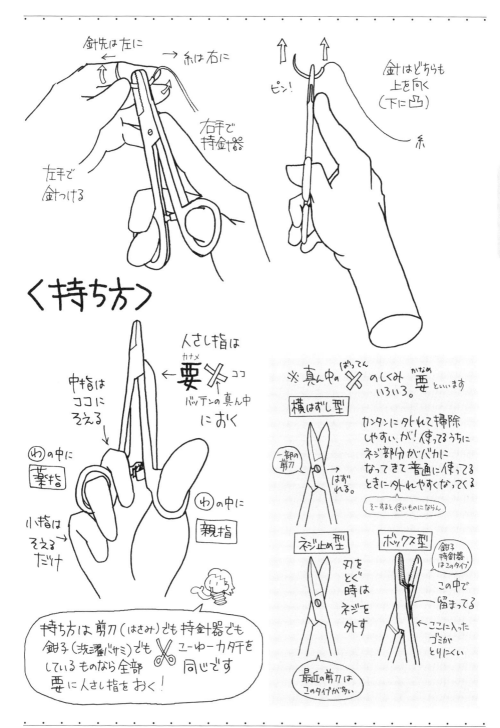

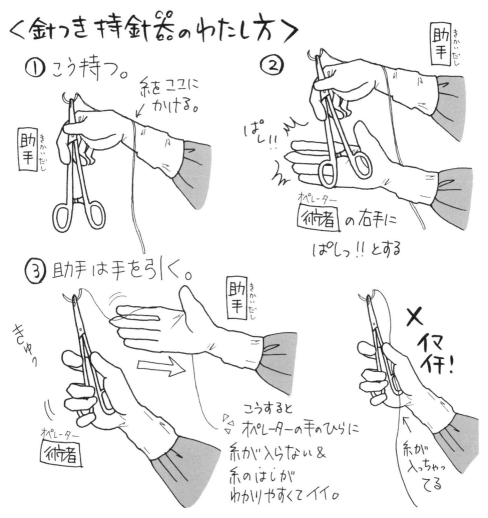

針(はり)

布を縫うための針は まっすぐですが

人を縫うための針は 円を描いています

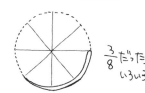

半円だったり

3/8だったり いろいろ

針にすでに糸がくっついているタイプが最近の主流です。楽ちん。も、外科でよく使います。結ぶときは針をはずして手で結びます。

単独の針に、糸をかちっとセットするタイプ

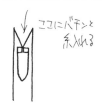

ここにパチンと糸入れる

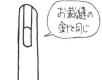

お裁縫の針と同じ

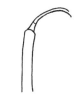

弾機孔(バネ穴)

糸通しはラクだが バネのせいで 針が通った痕の 穴が大きくなりやすい

普通孔(ナミ穴)

糸通しが すげえ大変 正直見たこと がない

さいしょから糸ついてるタイプ

使い捨てで いかんせん高いが、 針が通った痕の穴が小さく 糸通しの苦労知らず!!

① 左手に糸もって

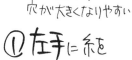

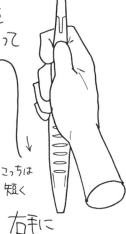

こっちは短く

右手に持針器

こっち長く

② 右手の人さし指 or 中指で 短い方の糸をつかむ

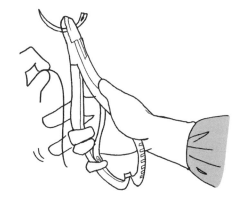

手術器具の名前

③ 左手の糸を
針のうしろに通してから

④ 手前に
もってくる

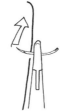
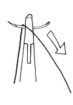

⑤ バネ穴の上に
糸をおいて

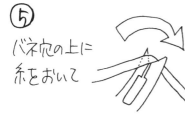

⑥ ビンッ!!
と強く
ひっぱる

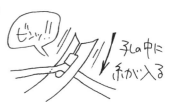

⑦ 針の後ろを通って

⑧ 糸を持針器の
「かんでる面」に上からひっかけて
針と一緒に噛ませます

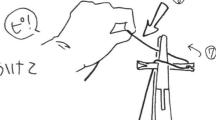

⑨ 左手(長い方の糸)を
右側にひっぱります

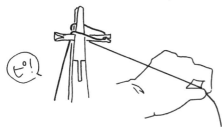

⑩ おわり。
両方の糸を右側に
流しておくと
美しいです

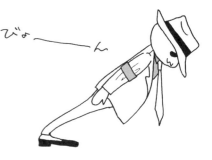

糸のいろいろ

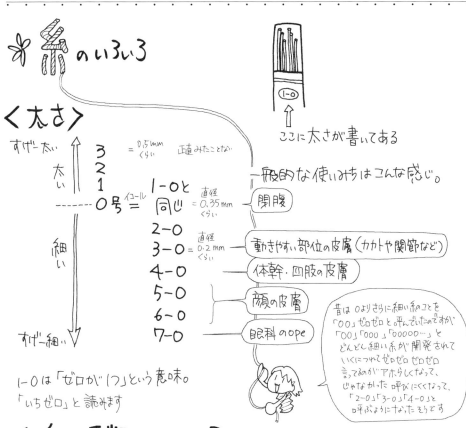

＜太さ＞

すげー太い ↑
太い
3
2
1

0号 = イコール 1-0と同じ 直径 0.35mmくらい
2-0
3-0 = 直径 0.2mmくらい
4-0
5-0
6-0
7-0
細い
すげー細い ↓

3 = 0.5mmくらい　正直みたことない

ここに太さが書いてある

一般的な使いみちはこんな感じ。

- 開腹
- 動きやすい部位の皮膚（カカトや関節など）
- 体幹・四肢の皮膚
- 顔の皮膚
- 眼科のope

1-0は「ゼロが1つ」という意味。「いちゼロ」と読みます

昔は 0 よりさらに細い糸のコトを「00」ゼロゼロと呼んでいたのですが「00」「000」「00000…」とどんどん細い糸が開発されていくにつれてゼロゼロゼロゼロ言ってるのがアホらしくなって、じゃなかった 呼びにくくなって、「2-0」「3-0」「4-0」と呼ぶようになったそうです

＜糸の種類 いろいろ＞

(1) とけるか、否か？

※吸収糸が溶けるしくみ。

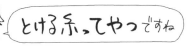

とける糸ってやつですね

よーするに 加水分解されて ⇨ マクロファージが食べる。⇨ 消える。

マクロファージが『異物』として認識して、集まって、食っちまうわけですから それは「炎症」です。⇨「炎症反応」がおこります。

⇨ どーしても 赤くなります。

よって 皮膚からよく見える場所には あんまり吸収糸は使いたくない。
逆に、絶対に抜糸しに行けない体の奥深くなんかは 絶好の吸収糸の使いドコロ なのだ。

(2) 1本か、寄りあわせか？

糸を拡大してよく見ると…. 2種類 あります。

マルチフィラメント
（日本語で編み糸）
細いセンイのよりあわせ

㊙長所㊙ よじなるし表面の摩擦がつよい
　⇨ 結びやすい & ほどけにくい

㊙短所㊙ 強くひっぱると切れることあり
　凸凹がある分　　⇨ 感染しやすい
　バイキンがつきやすい

よって、腹腔内の血管・筋膜など
「キレイなところのオペ」に使う

モノフィラメント
単一の一本!!
1本のセンイ

㊙長所㊙ 強く引ぱっても切れない
　棒のようでしなりがない & ツルツル
　滑る ⇨ 結びにくい!! 結んでも
　　　　　よくほどけちゃう!!

㊙短所㊙ 表面ツルツル
　⇨ バイキンも付着しづらく
　　感染しにくい

よって、皮膚など"あんまりキレイじゃない"
ところのオペに使う

(3) 天然か合成か

天然モノは、今は
絹糸(けんし)しかありません。
おカイコさんの糸です。

昔は生体から作った
吸収糸（カットグッド®など）が
ありましたが、BSE（狂牛病）の
せいで発売中止になりました。
今は存在しません。

動物の腸を
細ーくぬったモノだったらしいデス

合成モノは、石油から作った化学繊維で、ナイロン/ポリエステル/ポリプロピレン etc
色々あります。

つーわけで
｛
(1) 吸収糸か / 否か
(2) 自然素材か / 合成か
(3) モノフィラメントか / より糸か
｝
それぞれについて2通りなので
2×2×2 = 8 種類のヒモが

あるハズなんですが、正直、覚えきれません。

吸収糸の天然ものは
なくなったので実際は
6種類ですが……

いろいろありますが 大ざっぱに分けると 重要 なのはこの **3種** です。

① 絹糸
② とけるケミカルな糸 ━┳━ より糸 〔デキソン®／バイクリル®〕
③ とけないケミカルな糸 ┗━ モノフィラメント 〔マクソン®／PDSⅡ®〕
　　　　　　　　　　　〔ナイロン®／エチロン®〕

の3種類と思っときゃ OK♡

〈絹糸 けんし または きぬいと〉

〔おカイコさんの糸をよってつくる。もちろん溶けない〕

日本では異様にポピュラーで
すげえ使われています。が！！
天然生き物由来のタンパクであるがゆえに
感染源になりやすい & 永久に溶けず
体内に残りつづけます。
（つまり永久に感染源になるかもしれない地雷がうまってるみたいなもん）

よって、抜糸できないトコロには使っちゃいけない！
使わないようにしよう！！ ‥‥っていうのが最近の流れです。
　　でもなぜか日本ではまだ使われてる‥‥！！

ブレード(BRAID)
「編み糸」ってコト
長さ＆本数
太さ
使用期限

安い。
正直料金がとれないくらい
安い。

【よくある使い方例】 動脈の結紮

動脈なのでしっかり結んでから切りたい。
スッポ抜けるとか、ゆるむとか、マジ勘弁。

※その理由：
(1) 安い。とにかく安い。
(2) とっても結びやすい＆ほどけにくい。
　　がっちり！結べてほどけないんだ。
　　糸としての扱いやすさは正直、最高。
(3) 伝統。慣れ。←これに尽きる。

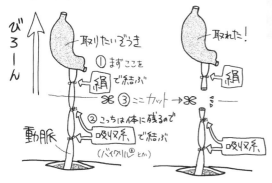

びろーん
①まずここを 絹 で結ぶ
取りたいぞうき
③ここカット
②こっちは体に残るので 吸収糸 で結ぶ（バイクリル®とか）
動脈
取れた！
絹
吸収糸

こうすると絹糸の「がっつり留める！！」
という長所も生かせるし、かつ、
臓器と一緒に取り出しちゃう
ので体内に糸を残さずに
すむのだ！

＜とける合成糸（吸収糸）＞

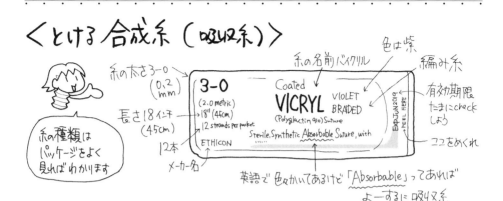

糸の種類はパッケージをよく見ればわかります

糸の太さ3-0 (0.2mm)
長さ18インチ (45cm)
12本
メーカー名
糸の名前バイクリル
色は紫
編み糸
有効期限 たまにcheck しよう
ココをめくれ

英語で色々かいてあるけど「Absorbable」ってあればよーするに吸収糸。

- 抜糸できないトコロのオペ（ほぼすべての腹腔内オペ・筋膜など）
- 糸が残っていると結石のもとになるトコロのオペ（尿道／胆道系）
- 粘膜（口の中やら性器やら鼻腔やら）
- 皮膚でも、抜糸がめんどくさい or 大変で、あまりキレイに仕上がんなくてもよいトコロには吸収糸をよく使う。例）小児が頭を切った、髪の毛はえてるトコロの皮膚（傷痕は髪でかくれて見えなくなる）

粘膜はやたら治りやすいのだ 3日くらいですぐくっついて 糸は自然に抜けてゆく

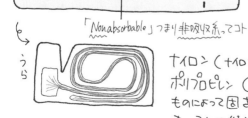

やめてー／あくまーおにーしぬー／ギャー

小児は抜糸するのも一苦労ですからねー
死にゃしないよ

＜とけない合成糸＞

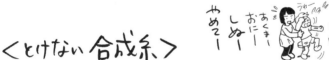

糸名前 ニューロロン　色は黒・編み糸・ナイロン

ココをさくと

糸の太さ 3-0 (0.2mm)
長さ 18"(45cm)
12本入り

「Nonabsorbable」つまり非吸収糸ってコト

こうなる。
1本ずつトルル

うら

ナイロン（ナイロン®・エチロン®・ニューロン®）
ポリプロピレン（プロリーン®）他、いろいろ
ものによって固さや扱いやすさが色々あるようですが、まーそれは好みです。

○ 皮膚縫合
○ 真皮縫合

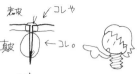

ちなみに糸の色もいろいろあります
　白……すけてほしくない所に便利（真皮とか）。
　黒……見えやすくて抜糸しやすい。よく使う。
　青、紫……黒糸で縫うと毛のはえてる所はどれが糸で
　　　　　どれが毛かわからなくなります。抜糸の時に大変。
　　　　　よって青や紫の糸で縫うとわかりやすい。

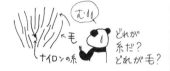

自分の病院にある
どの糸が → どの種類か？を
1回checkしておきましょう

病院や環境が変わって知らん糸ばっかになっても
種類（吸収か非吸収か？ナイロン合成か絹？より糸かモノ？）と
使い道さえわかってりゃー対応できるヨ！

🎀 鉗子 (かんし) ✓

要するに「洗濯バサミ」のような、「つかんで離さないために」あるものです。その種類は星の数ほどあり、すべてを把握することは手術室ナースまたは手術室ナースの彼氏にでもならない限り不可能です。ねじ子にも無理。よってまずは代表的なモノだけ三つあげます。

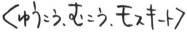

くうこう、むこう、モスキート？

① Kocher (コッヘル)

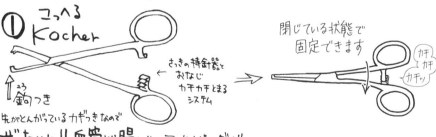

ぜったいに!! 血管とか腸とかはつかんじゃダメ!!
皮膚や筋はOK!
⇒ 開腹前に使います。
　　開腹後はしまおう。

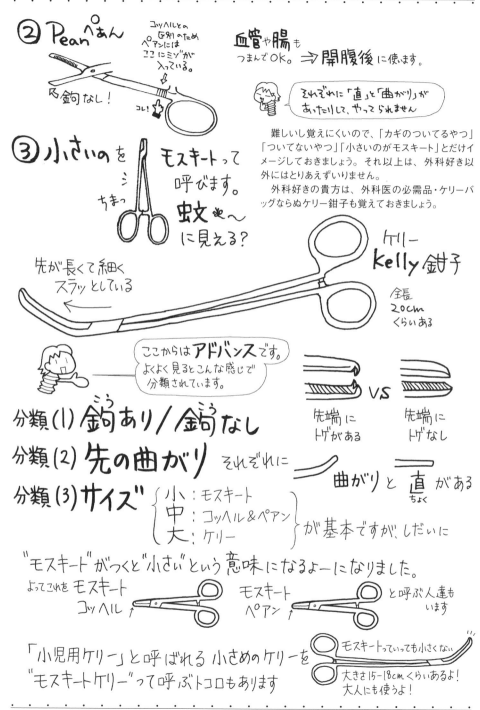

表にまとめるとこんな感じ

※口頭での呼び方には施設や医者によってもブレがあります。ローカルルールに従おう。

	小さいの (10~14cm)	ふつうサイズ (14~18cm)	長え〜 (20cmくらい)
鈎あり	有鈎のモスキート または モスキートコッヘル	コッヘル	見たことない
鈎なし	無鈎のモスキート または モスキートペアン	ペアン	ケリー が代表。他いろいろ 曲がり方もいろいろある

ここらへんはよく止血に使うので **止血鉗子** とも言う

こっちはよく剥離と糸結びに使うので **剥離鉗子** とか **結紮鉗子** とか言う

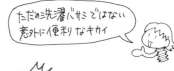

- ちょいまがり（弱彎 じゃくわん）
- 中まがり（中彎 ちゅーわん）
- うーんと曲がり（強彎 きょうわん）
- 直角（別名：䶌鉗子）

〈鉗子は洗濯バサミ〉

一口に鉗子といっても色々あって
主に **3つの役割** があります。

ただの洗濯バサミではない意外に便利なキカイ

(1) **把持** つまり いろんなものをガシッとつかんではなさないだけではなく…

(2) **止血** つまり 出血してるポイントをつまんで血を止める

(3) **剥離** つまり 組織をはぐ

鉗子の便利な使い方　ケリー鉗子なら……

(1) **把持**

持ち方はいつもと同じです

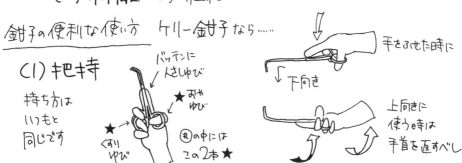

バッテンにさしゆび
★おやゆび
くすりゆび
丸の中にはこの2本★

手をふせた時に
↓下向き

上向きに使う時は手首を返すべし

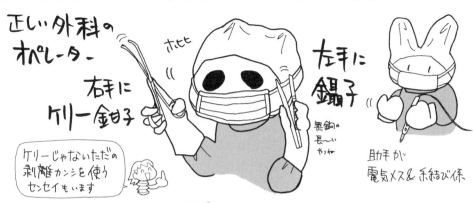

⑤ 助手さんが糸をピンとはって kelly鉗子にはさんであげましょう

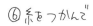
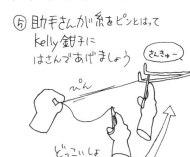

⑥ 糸をつかんで
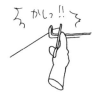

⑦ そのままケリー鉗子を抜けば血管の下に糸が通ります
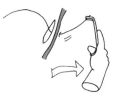

⑧ もう一度 **同じ穴に!!** いれて同じよーにやれば
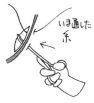

⑨ 糸が2本通りますネ。
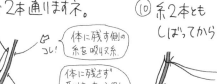

体に残す側の糸を吸収糸

体に残さず取り去っちゃう側の糸を絹糸にしてもOK

⑩ 糸2本ともしばってから

⑪ 血管をCUT!!

⑫ 糸 短くして完成です。
 チョッキン

(3) 止血のしかた ♡

① 血がふき出てるポイント発見。 おっとお

② 何でもいいからとにかく手にもっているモノでつまむ。
かんしでもピンセットでも何でもす
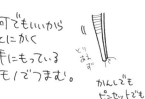

③ その真下を ケリー鉗子でぎゅっとつかむ
↓
ケリーでつかんだら とりあえずのコレは 離してOK
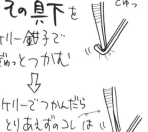

④ また助手さんが糸を通します。
まずケリー鉗子の下に糸を通しましょう
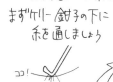

⑤ 通し方はこう→
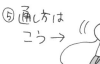
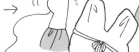
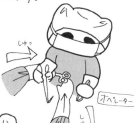
助手 オペレーター
左手でむかえにゆく

⑥ 糸を結んで止血をカンペキにします
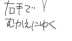

⑦ ケリー鉗子はずして出血してこなかったらOK!

⑧ 糸をきりましょう

※剥離カンシにはいろいろあります

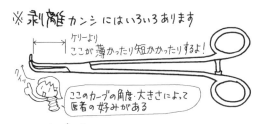

㊤ はさむ ものによって様々。いろいろあります。ほんの一例 ↓

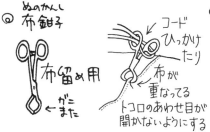

◎ マギール鉗子
気道にある異物を取るアレ。
挿管時や窒息した時に準備しよう！

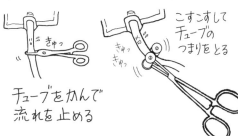

◎ 産婦人科専用
鉗子 いろいろ

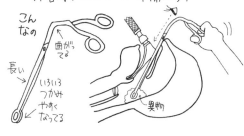

ネーゲレ　キーランド　パイパー
Naegele

◎ 腹膜鉗子（別名：ミクリッツ）
腹膜つかむ専用。シャア専用。

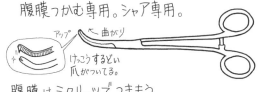

腹膜はミクリッツでつまもう

※腹膜は薄い絹のように
白くてツルツルしているから

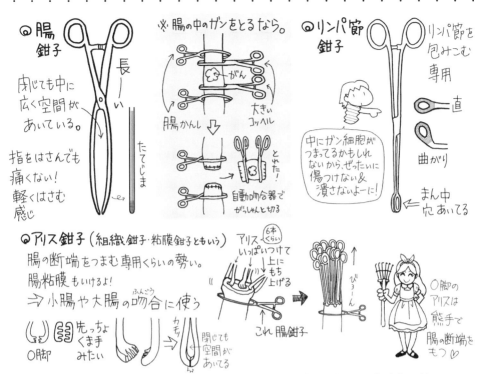

重要なのはここまでです。これ以降はオマケ。人生は長いですから、何かの折りに緊急手術の手伝いをさせられることもあるでしょう。そんな時のために。

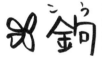

こう、と言います。「整形外科は足持ち3年、鉤持ち8年」の鉤です。フックと言った方がわかりやすいかもしれません。要するに「ひっかけてひっぱる」ハンガーの先のようなものだと思いましょう。何を引っかけて、何を引っ張るかによって、様々な名前が付いてます。これまた星の数ほどあります。手術の数だけあると言っても過言ではありません。

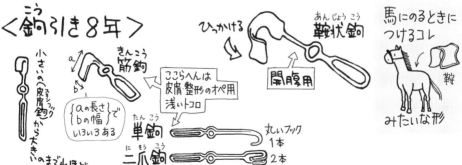

※鑷子(ピンセット)のところでも、鉗子(洗濯バサミ)のところでも有鉤、無鉤と出てきてよくわからん気分になるでしょう。それはその通りで、先端にフックがついてるから「有鉤」「無鉤」と言っているのです。「鉤」はそれ自体がフックっていう意味なんですな。

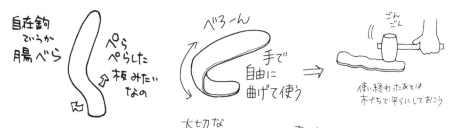

鉤引きは研修医の大切なお仕事です。
たいてい第2助手です。たいてい術野なんてまったく見えません。
当直明けだったり二日酔いだったりするとたいてい引きながら寝ます。
大事な所だけ起きてオペレーターのセンセイの視界を確保しましょう。

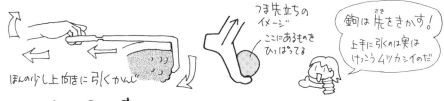

開創器 (かいそーき)

文字通り、切開部を開きっぱなしにしておくためのキカイです。術野の確保は安全な手術のためにとても大切です。手術中は下手にさわらないようにしましょう。前ページでやった「鉤」の、無人の固定式のキカイみたいなもんです。正直、気の抜けがちな研修医よりもよっぽど優秀だと言えましょう。

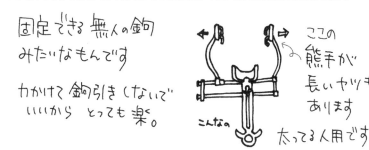
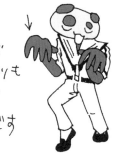

実際の病院では、「縫合セット」「開腹基本セット」「乳房切除術セット」「帝切セット」「アウス（人工中絶）セット」など、その手術においてよく使われる器械がセットになって滅菌されています。最近流行りの内視鏡手術や腸管の自動縫合器、整形外科の「大工用具」と呼ばれるトンカチやネジやドライバーなど、細かいものを挙げればキリがありません。とりあえず基本的なものだけ覚えましょう。オペ室の実習で放置されて何もやることがない時も暇つぶしにチラチラと清潔看護師さんの出す器械を覗いて見ていれば、退屈しないで済みます。くれぐれも不潔にはしないようにね！　烈火の如く怒られますから。

Column 姑息な手術ってなに？

手術には**「根治的手術」**と**「姑息的手術」**があります。普通の手術は「根治的手術」つまり、病気を完全に治すための手術です。がんの手術であれば、がんのある部分をすべて取ってくる。整形外科であれば、骨折した大腿骨頚部を人工のものに取り替えて、股関節を再建する。心臓外科であれば、壊れた弁を取り除いて人工の弁に付け替える。手術の後は「病気の部分」が完全に体からなくなることを目指す手術です。

でも、世の中そう上手くはいきません。例えばがん細胞は、初期であればそのすべてを取り去ることも可能ですが、転移している場合手術ですべてを取ることは不可能になります。「がんが転移した臓器を全部取ってたら、内臓がなくなっちゃった！」となると、がんは治ったとしてもご本人が死んでしまうのです。

そんなふうに完治ができない場合でも、ちょっとした手術をすることがあります。「悪くなるスピードを遅くする」ための手術です。これを業界用語で**「姑息的手術」**と言います。

例えば「大腸がんが大きくなって、大腸の中を詰まらせてしまった」としましょう。さらに「体中に転移していて、根治的手術は不可能である」とします。大腸が詰まると食べ物が中を通れなくなりますから、便が出ません。何を食べてもドン詰まりです。腸閉塞になり、食事ができなくなります。モノが食べられないと、人生の喜びは激減してしまいますよね。点滴で栄養補給するしかなくなるので、退院もできません。点滴で入れられる栄養には量に限りがありますし、その限られた栄養もがん細胞が惜しみなく奪っていきます。相手ががんの場合、自然治癒も期待できません。じり貧です。このままでは、がんで死ぬより先に餓死してしまいます。

こういう場合、「食べ物が通る道を作る」手術をします。これが**「姑息的な手術」**です。がんそのものを完全に取り去ることはできなくても、詰まっている部分をある程度取り除いて、腸と腸をバイパスしてやることで、食べ物の通り道ができ、口から食事ができるようになるのです。食事できるなら点滴は必要ありませんし、家にも帰れます。旅行にだって行けます。患者さんはきっと近い将来がんで死んでしまう、それは避けられません。でもそれまでの間、残された人生の満足度を確実に上げることができるのです。たとえ根治できなくても、手術をする価値が十分にあります。

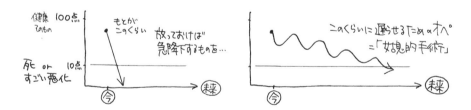

「手術をすることに意味がある」ことを「手術の適応がある」、略して**「オペ適あり」**と言います。「根治的手術のオペ適はなくても、姑息的手術のオペ適がある」ことは往々にしてあります。

また、技術的には根治的手術が可能な場合でも、**あえて根治的手術を行わず、姑息的手術を行う**こともあります。

例えば、85歳の単発の胃がんのケースを考えてみます。根治的手術は「大きく取る、きれいに取る」が目標になるため、胃を全部取って、周辺リンパ節も取って、肝臓に転移していたら肝臓も部分切除します。体が受けるダメージ（「侵襲」と言うんでしたね）は非常に大きく、手術時間も長くなります。高齢者は大きな侵襲に耐えられません。入院して長期間ベッドに横になっているだけでも、歩けなくなったり一気に認知症が進んだり

しちゃいます。さぁ、困りました。どうしましょう。

　ここで発想を変えます。85歳ならば「まぁおそらく残りの人生はあと3年くらいかな？　長くても10年以内？」と予想できますね。その10年間、がんが**致命的な悪さ**をしなければよいのです。一般に、高齢者のガンは成長が遅く、大きくなるor転移するまでに長い時間がかかります。寿命までの数年間のあいだ、(そのせいで死んでしまうほど)がんがひどくならなければいいのです。無理に完治させる必要はありません。ある程度の大きさで、がんを飼っていればいいのです。完治させる必要がないなら、大きく取る必要もなくなり、侵襲は低くおさえられます(例えば胃がんなら、周囲のリンパ節郭清をしないとか)。いわば「がんの取り残し」がある状態で手術を終了するわけです。手術の目的は「がんの根治」ではなく「がんの進行遅延」なので、それでいいのです。

　このように、**手術で「どこまで治ればよいか」**という目標の設定は人それぞれ、ケースバイケースです。目標設定が高いほど手術は難しく、患者さんの負担も大きくなります。一般に、子供や若い人ほど目標設定が高く、高齢者ほど目標設定が低くなる傾向があります。年齢だけでなく、職業にも左右されます。例えばプロスポーツ選手が手術をする場合は「プロのレベルを保つ」ことが目標になるので、そのハードルは一般人とまったく違ったものになります。「100kgの自重を支えた上で100kgの人間を背負い投げしても痛くない膝」などの**とんでもないハードル**が目標とされるのです。手術自体の需要も少ないですから、世界でも限られた医師にしかできない手術になることでしょう。逆に、主婦のおばあちゃんの膝の治療の場合ならば「手術も大変だしね、生活に支障が出ない程度に痛みなく歩ければいい」という目標になり、手術自体を敬遠しがちだったりします。治療の計画において、目標設定を適切に行うことはいつだって大切です。

　手術の前には必ず、これから行われる手術の目的や方法の説明をします。ここで必ず、医者と患者さんとご家族の間で「手術の目的」を共有しましょう。えてして手術前の患者さんやご家族は緊張で頭がいっぱいで、医者の説明が「完璧には」頭に入っていないことがあります。そのせいでよくトラブルが起こります。本当は姑息的手術なのに、患者さんやご家族は根治的手術と思いこんでしまっていて、「手術したのに治らなかった！なぜだ！　おかしい！　医療ミスじゃないのか！」と不満をもらすケースです。姑息的手術の場合は特に、医療者側は前もって手術の目的と目標を何度でも説明しましょう。患者さん側はどんな場合でも、疑問点をきちんと解消し、医者と目的を共有して手術に臨むようにしましょう。

　目の前の病気を治すことはもちろん大事ですが、それはむしろ「小さなこと」です。もっと大きく、「どんな治療をすれば患者さんの人生にプラスになるか」を考えながら患者さんに接していきましょう。

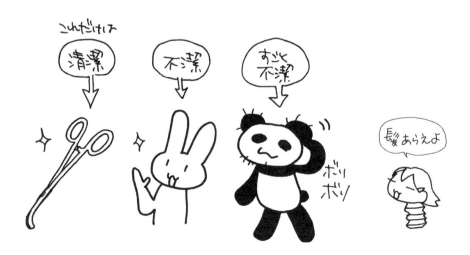

ねじ子のヒミツ手技

糸結び

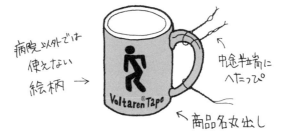

← 病院以外では使えない絵柄
→ 中途半端にへたっぴ
← 商品名丸出し

『研修医なな子』でもネタにされてた
医局に必ず1つはある

「糸結びされてる
製薬会社のコップ」

【糸結び】

今回は、糸を手で結ぶ手技を紹介します。糸を華麗に結ぶのは、外科系の医者の基本です。簡単に聞こえるかもしれませんが、実は相当の熟練が必要です。例えば、出血している部位を糸で結んで（圧迫を掛けることによって）血を止める、という場面を想像してみましょう。そこから出血してるんですから、まず、その糸は絶対にほどけてはいけません。結んだ糸がゆるんでいたら、血が止まらなくて台無しです。出血量を減らすためには、一秒でも早く結ばなければいけません。手袋をした手で、糸を「絶対にほどけない」ように、「ゆるまず」に、しかも「素早く」結ぶのは、とても難しいです。しかもそんな場面ではたいてい緊張し、気も焦っているので、難易度はさらに上がります。

　緊張に対応するためには、平常時のたゆまぬ努力と練習が必要です。イチローだってマイケルジャクソンだって、そうだったはずです。そんなわけで、外科の先生はヒマさえあれば糸結びの練習をしています。偉い人も駆け出しの人もやってます。論文読みながら糸結び。雑談しながら糸結び。麻酔がかかるまでの待ち時間に糸結び。食堂でご飯が出てくるまでに糸結び。電車を待つ間に糸結び。「糸結びを見れば、そいつがどのくらいデキるかわかる」ってのが外科の世界です。

　もしあなたが研修医で外科系に行くことを考えているなら、今すぐにオペ室に行って、看護師さんに「余っている糸ありませんか」ときいてみましょう。外科の先生のために、手術室では必ず余った糸をとってあります。糸をもらったら、ひたすら練習しましょう。練習あるのみです。

　あ、ちなみに外科系じゃなくても「ほどけない結び目を作るテクニック」は日常生活で使えます。特にゴミ袋の口を締める時に有用です。ゴミ袋のポリエステルは滑りやすく、中がパンパンなので結びにテンションが必要です。しかも結びがほどけて中身が飛び出たら非常に厄介です。実は**手術の糸結びの時とまったく同じ条件**がそろっているのですね。

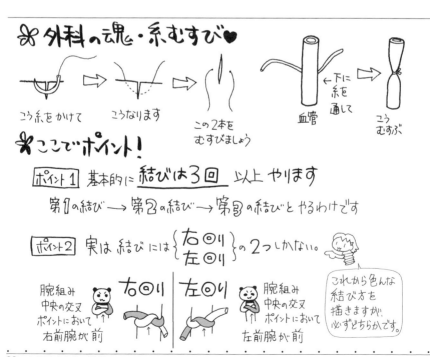

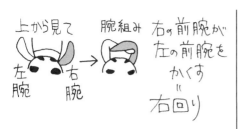
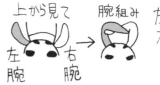

ポイント3 結びの組み合わせには ♂ と ♀ があり……
第1の結びと <u>同じ</u>結び方で第2の結びを結ぶと
女結びになります。

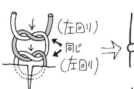

中央の交叉点において、左右どちらから来た糸が上（ていうか自分から見て手前）を通るか？考えよう。

左から来た糸が手前にあって、右から来た糸を隠している状態なら = 左回りになります

第1の結びと（左回り/右回りが）<u>違う</u>結び方で
第2の結びを結ぶと 男結びになります

男結びの方が強くてほどけにくい

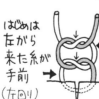
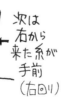

ちなみに、第1の結びと左右の手を逆にして第2の結びを結ぶと左回り/右回りが逆になります。
→ 男結びになる

右回りと左回りを交互にすると男結びになり、右-右又は左-左のように同じのが続いてたら女結びになる。

=**女結び**= 1回目と2回目を同じように結ぶこと
- (長所) 追いじめができる（結び目をさらにおしこんで締めること）
- (短所) これだけだと長い間おいとくとゆるむ。必ず「男結び」を足すこと

=**男結び**= 1回目と2回目を変えて結ぶこと
- (長所) 一発でゆるまない
- (短所) ゆるまない、ゆえに追いじめできない ほどけない、ゆえにこうなっちゃうとどーしょーもない

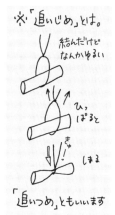

※「追いじめ」とは。
結んだけどなんかゆるい
↓
ひっぱると
↓
しまる
「追いつめ」ともいいます

まあよーするに**女結び**はゆるむ **男結び**はゆるまない。

[ポイント4] と、ゆーわけで 1つは必ず男結びを入れましょう。

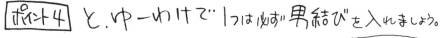

① 結び　② 結び　③ 結び

[例1] 左回り→**女**→左回り→**男**→右回り **OK!**
　　　　　　　　　　最後だけちがうのにする
　　　　　　　　　　　追いじめができるので深いトコロや血管などを結びたい時にオススメ

[例2] 左回り→**男**→右回り→**男**→左回り **OK!**
　　　　　　　交互にやる
　　　　　　　　　毎回ギュッとしばれるので皮膚や浅いトコロにオススメ

[例3] 左回り→**女**→左回り→**女**→左回り **✗** これだけはダメ!!
　　　　　　　全部同じむすび
　　　　　　　　　時間がたつのかテンションかかるとゆるんできちゃいます

[ポイント5] とりあえず自分用の必殺コンボをどれか**1通り**でいいのでマスターしましょう。

1コ1コの結び方というより、第①の結び→第②の結び→第③の結びまで、全部の流れも**手の向きやら引く方向まで含めて**マスターしよう。
体が覚えるまで 練習だ！

ねじ子 おススメ

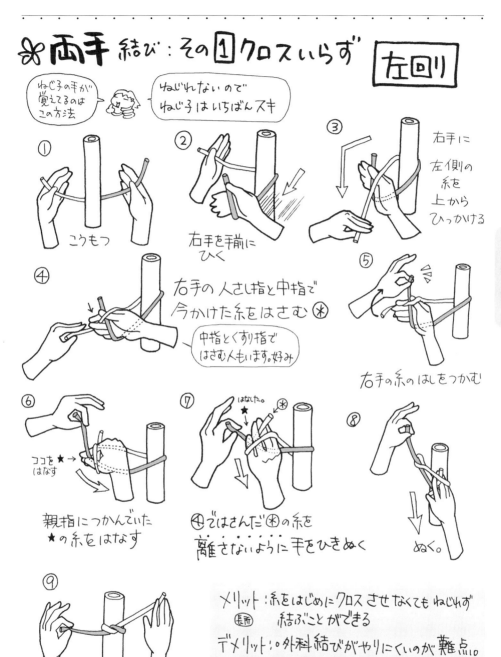

まったく同じ結び方をもう1回やれば **女結び**。
左右の手を逆にすれば（右回り/左回りが逆になるので）
男結びになります。

> 右手・左手を逆にすることを「裏」の結びといいます

いちおう「裏」も書くとこんな感じ.

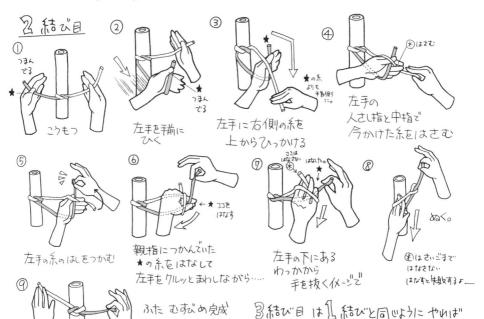

ここまでを一連の流れとして
リズミカルに結べるように 練習しよう

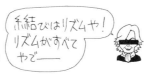

糸結びはリズムや！
リズムがすべて
やで――

おわり

私も自分の手が覚えていて実際にとっさに出るのは
（両手結びクロスいらず）1パターンだけです。
絶対にほどけさせたくない＆失敗したくないですから「確実だ！」と
自分が自信をもってできるやり方しかできないし、それで良いのです。

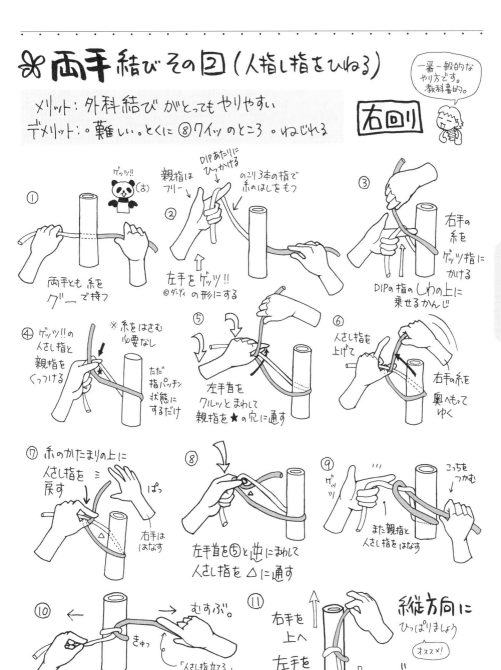

※外科結びしてもイイよ。

「糸をくぐらせること」をひとつの結びで 2回 やることを 外科結び と言います。

- 長所 ゆるみにくい
- 短所 結び目の幅がデカイので太いものを締めるにはいいけど細いものは締め上げにくい

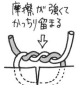
摩擦が強くてかっちり留まる

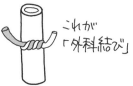
これが「外科結び」

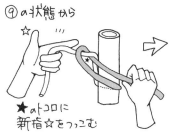
⑨の状態から
☆のトコロに新指☆をつっこむ

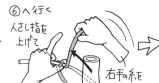
⑥へ行く
人さし指上げて
右手の糸を奥へもってゆく

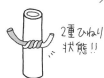
⑦→⑧→⑨→⑩とすると
2回 糸 がくぐるので
外科結びになります

2重ひねり状態!!

※ねじれに注意!!

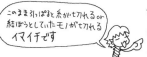
このまま引っぱると糸が切れる or 結ぼうとしていたモノが切れる
イマイチです

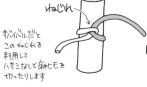
ねじれ

サンバベルだとこのねじれを利用してハサミなどで床ヒモを切ったりします

左右まわせばねじれがとれますが、男結び・女結びがちょっとわかりにくくなります

解決法(1)
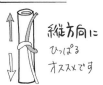
縦方向に ひっぱる オススメです

解決法(2)
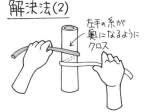
左手の糸が奥になるようにクロス

ねじれるのがイヤな人は最初からこう
クロスで持つという手があります

解決法(3)
「結ぶ面」をなるべく自分の肩と平行にする

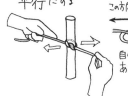
この方向に
自分の肩をあわせる

実際は患者さんの体をクルクルまわすわけにもいかないので自分が体をひねろう！

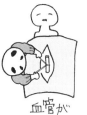
血管がタテなら

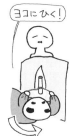
ヨコにひく！
こう体をのりだそう

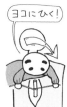
ヨコにひく！
もしくはこう
(逆ならば)

✿両手 結びその③（親指をひねる） 左回り

縦方向にひっぱったあと 手はそのままで行きましょう。

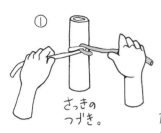
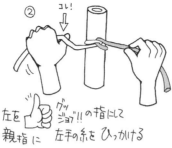
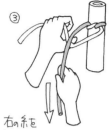

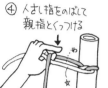
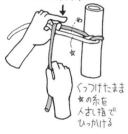
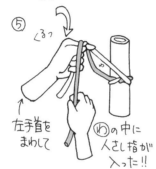
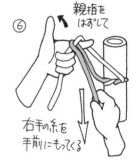

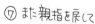
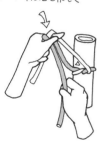
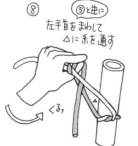
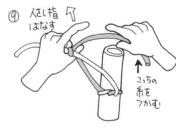

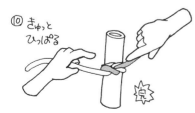

2結び目完成‼（男結びになります）
3結び目は1結び目と同じようにやれば
男×男結びになります。

1結びめ外科結びにしてから
→男結びを重ねられるので
かなりキツく確実に結べる。
血管を結ぶopeの時に重宝するよ！

🦋 まとめ

ポイント(1) 左→右 or / となれば必ず **男結び**になり
　　　　　 右→左 /

　　　　　 左→左 or / 　　　　〃　　**女結び**になる。
　　　　　 右→右 /

以上のポイントさえ守れば どんなやり方でもOKです。

ポイント(2) 1発目からぎゅっと結びたい時は **男結び**
　　　　　 後から追いじめしたい時は **女結び**

ポイント(3) 1個は必ず**男結び**が入るようにすること。

例えば **男結び × 男結び** にしたいなら → つまりさっさと ぎゅっと締めたい

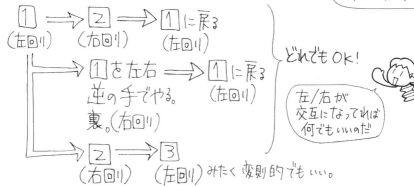

女結び × 男結び にしたいなら → つまり 追い締めがしたい

　1 → 1 → 1を左右逆の手つまり裏 (右回り) とか
　(左回り) (左回り) (左回り)

　2 → 2 → 3 でOK。どれでもいいから
　(右回り) (右回り) (左回り) 自分にとっての得意なコンボ、
　　　　　　　　　　　　　　　　 決まったパターンがあればよい。

迷いがなければいいのよ。迷っちゃうようじゃダメ。先輩もまかせてはくれません。

（一応）ここまでできれば **糸結び**は**クリア**です。次はちょっとAdvance.難易度の高い**片手結び**だ！

> 君が外科系志望ならばぜひマスターしよう！内科ならまあ別にいいや

メリット：・狭くて深いトコロでも結べる。よって狭くてどーしょもない時（直腸がんのオペ とくにマイルズ、腹腔の奥や骨盤の奥での出血、心臓・肺・肝臓・泌尿器など体の奥深くにきっちり固定されていてひっぱってこれない臓器の血管、止血などなど）に有効。・慣れば早い
・右手が自由になる。右手まったく動かさないでもOKだし、右手にハサミを持ったままむすんで→そのまま切れる。・ヒモが短くても何とかなる

デメリット：・難しい。慣れるまで大変。・ねじれる。・スリップノットになりがち

❀片手結び その[1]：中指抜き

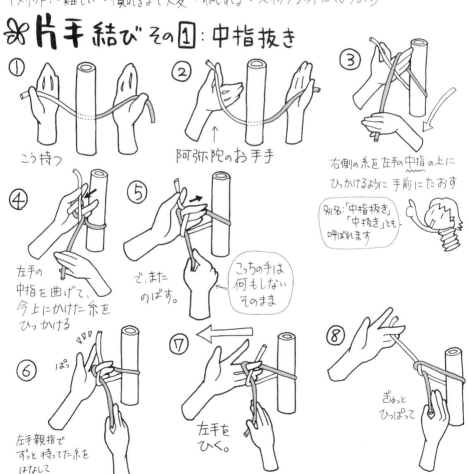

① こう持つ
② 阿弥陀のお手手
③ 右側の糸を左の中指の上にひっかけるように手前にたおす

別名：「中指抜き」「中抜き」とも呼ばれます

④ 左手の中指を曲げて、今上にかけた糸をひっかける
⑤ で、またのばす。

こっちの手は何もしないそのまま

⑥ ぱっ 左手親指でずっと持ってた糸をはなして
⑦ 左手をひく。
⑧ ぎゅっとひっぱって

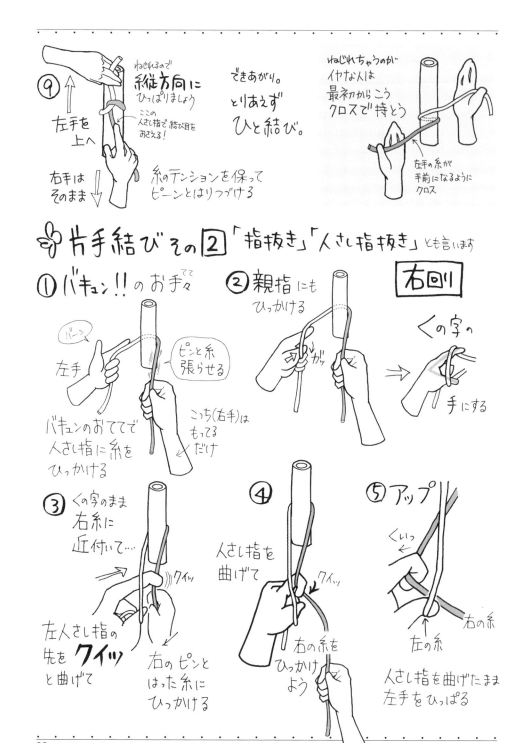

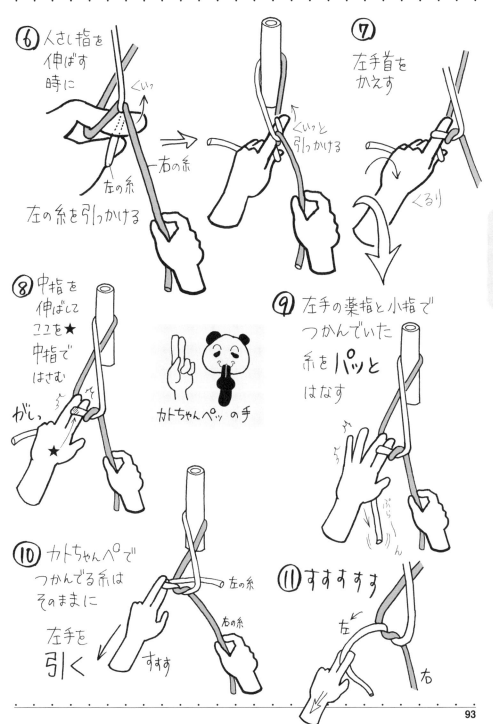

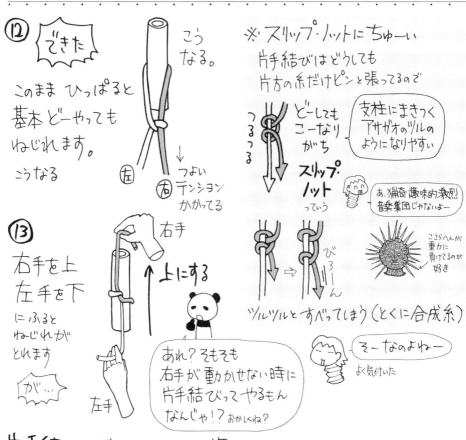

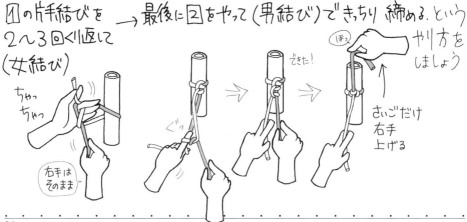

✿ここでさらにポイント！追加

ポイント6 なるべく平らに引くコと！

⇔ 結び目に水平にテンションをかけよう

皮膚や浅いトコロならこうやって〜〜〜広く手をひろげて糸を結べますが

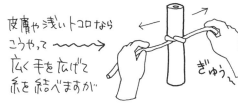
ぎゅう

おっとー深いなー

深——いトコロの血管はそうはいきません。狭い中でもゆるまずにキュッと縛らなければなりません。しかもたいていゆるむとタイヘンな重要血管だったりするし。

〜〜〜そういう時は**人さし指を立てて**結び目の横にそえてしめましょう！

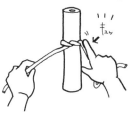
キュッ

深いトコロのものをしばろうとしてひっぱると

上にひっぱりあげられてきます

たいていはこのようにならず**ぶっちぎれ**ます。血管なら**出血大サービス**です。

びょ〜ん

人さし指をそえるよーにすると…

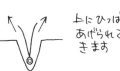
アップで見ると

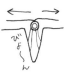

結び目に水平にテンションをかけることが可能。

しばろうとするモノの位置が動かないようにするのがポイント！動かすとぶっちぎれて出血しちゃう。深いだけに修復もタイヘンだー

✿指のそえ方

右手で糸のはしっこを持ってしまうと指が短すぎて結び目までとどきません

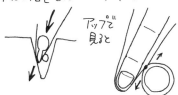
あり!!

右手の中指＆くすり指で糸をたぐって

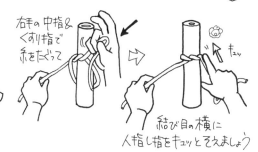
キュッ

結び目の横に人指し指をキュッとそえましょう

糸結び

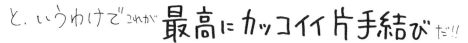

と、いうわけでこれが **最高にカッコイイ片手結び** だ!!

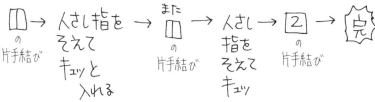

- これまで紹介したテクニックが全部入ってるね!!
- これで深〜い所の血管もバッチリだ!!
- あ、バリバリの外科以外ではこのテクニックはあまり使いません。いらないかも

✽ ゆるまないためのちょっとした口吻

②の結びを結ぶときにえてして①の結びがゆるみがちです。
特に②結びをしめようとするとき、①結びに上方向の力がかかっちゃうと〜→
結び目が浮いて、ゆるみます。これを防ぐテクニックだ!

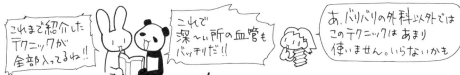

その1 両手結びで **横** 方向にテンション左右均等にかけまくりながら②を結ぶ

- 前にもやったね!!
- 広いトコロだとすごく良い方法。狭いor深いと難しいネ

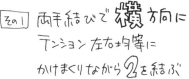

その2 ①の結びを **外科結び** にする。

- よし!
- ムダ引っぱっても平気。狭いor深くても平気。

その3 ①の結びを **ロック** する。

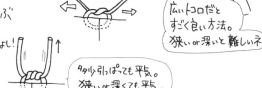
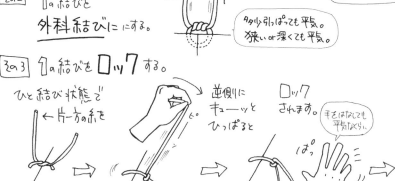

ひと結び状態で ←片方の糸を → 逆側にキューッとひっぱると → ロックされます。(手をはなしても平気なくらい) → ゆっくり②つ目の結びをしましょう。

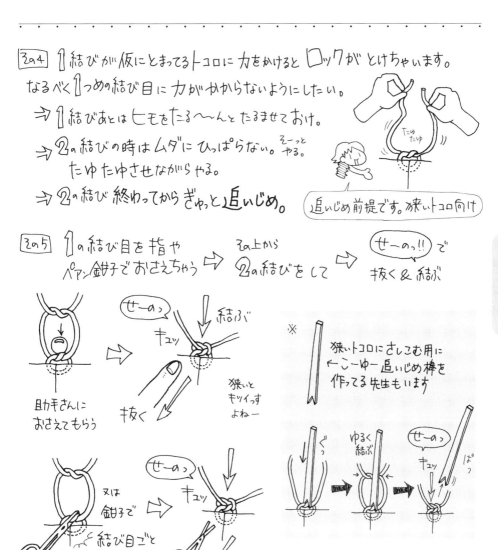

(1) ねじれていないこと ⇨ よって練習するときは
　　　　　　　　　　　　手をひく方向もふくめて 練習すること!

(2) 女→男　｝どっちでもいいから　　〳〵女→女だけは〵〵
　　男→男　｝男結びが入ってること　　　　ダメ!

　　⇨ よって **自分なりの必殺コンボ** を決めておくこと! 1パターンでいいから!

あとは練習あるのみ。小脳が、手が、動きをおぼえるまで" 何度でもやろう!
ヒマさえあればやろう!! 手際良く&迷わずできるようになるまでやろう!!

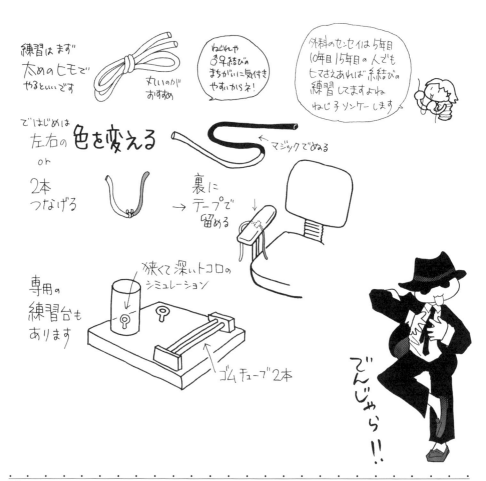

ねじ子のヒミツ手技

器械縫合

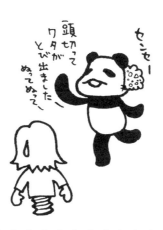

【器械縫合】

先生が夜なべをして傷口縫ってくれた〜♪ 今回のテーマは「器械縫合」です。いよいよ手技らしくなってきました。持針器やピンセットなどの「キカイ」を用いた、糸の結び方を御紹介します。

「縫合」と一口に言っても、実に様々です。開腹した後に腹を閉じる、さけた腸を縫う、指切っちゃった痛いよー、それぞれ縫い方が違います。正直、そんなのいちいち覚えていられないよね!! 全ての縫合術を覚えるのはわれわれひよっ子には不可能。われわれに必要なのは、とりあえずどれか一つをマスターすること。あとはきっとその応用です。というわけで今回は、皆さんが外来デビューしたら必ず一度は巡り会う、単純な皮膚縫合をやりましょう。最近は医学生の実習試験でやるみたいで、このまえ学生さんにやってもらったらマジ上手でねじ子びっくりしました。

おでこを転んでぶつけた、カッターで手首切った、自転車に引っかけたなど、皮膚の「ぱっかりわれたキズ」は、本当によく救急外来に来ます。そしてその日当直の研修医が、おっかなびっくり縫合をしております。 てへ。例え自分が皮膚科医や形成外科医じゃなくても! 専門じゃなくても! です。キズが筋肉まで達していたら整形外科のセンセイを呼んだ方が身のためですが、キズが浅かったら、その場にいる人間がちゃちゃっとやってしまうのが夜の病院の現実です。縫合が大雑把か小雑把か、下手そか上手かは、患者さんにとってはかなりの大問題ですが、医療人にとっては『そこにいる人』が『とりあえずやらなければならない』のですな。悲しいかな。本当に「綺麗に」縫いたいとき(未婚女性の顔など)は、その場にいる一番上手いセンセイに頼むか、応急処置だけしてお近くの形成外科を紹介しましょう。

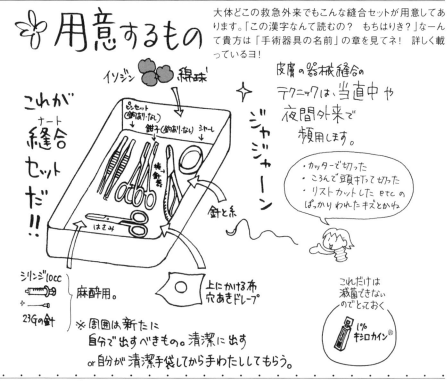

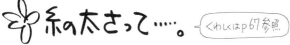

糸の太さって……。 <くわしくはp67参照>

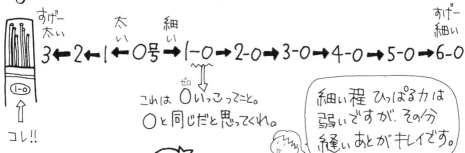

綺麗にしましょう

まず傷口を洗います。水道水を少しあたためた「微温湯（びおんとう）」で洗いましょう。ていうか、蛇口から出てくるお湯でOKです。もちろん、生理食塩水でもかまいません。

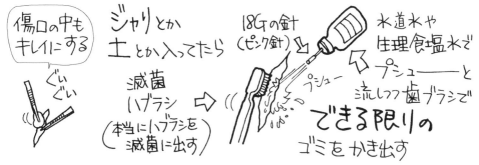

ちなみに土砂が入っているときなどはよく洗浄＆歯ブラシでゴミ取りしないと、感染のもとになって全然傷が治らなくなります。また、ゴミがキズに埋まって入れ墨の如く色が残ってしまいます。気合いで全部取りましょう。

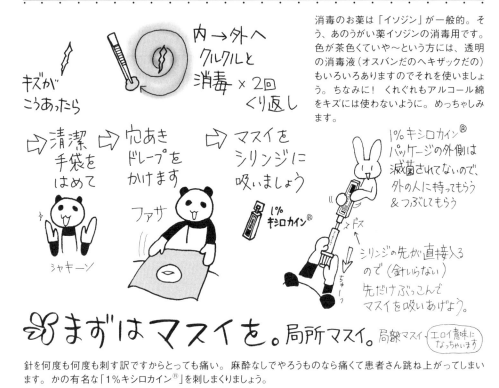

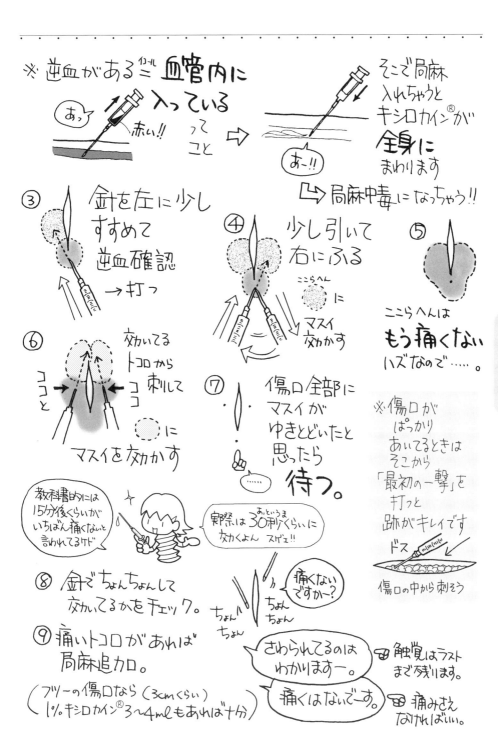

✿いよいよ縫合。キカイぬい♡むふ。

麻酔が効いてきた頃にいよいよ縫合です。

✿持針器はこう持つ!!

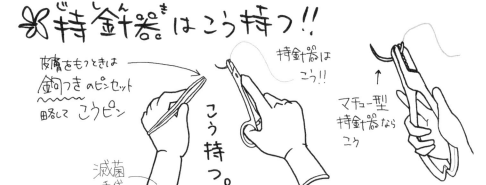

✿手首をクルッと返すのがポイント。

① 針はヒフに垂直に刺すと痕がキレイになります

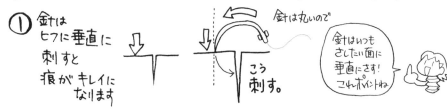

② 針を皮膚に垂直に刺そうとするとどーしても手首をかなりひねりながら刺すことになります（逆にひねりが足りないとダメ）

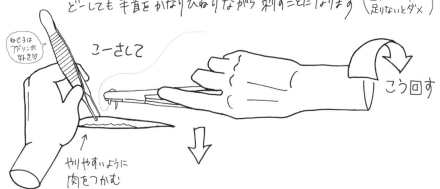

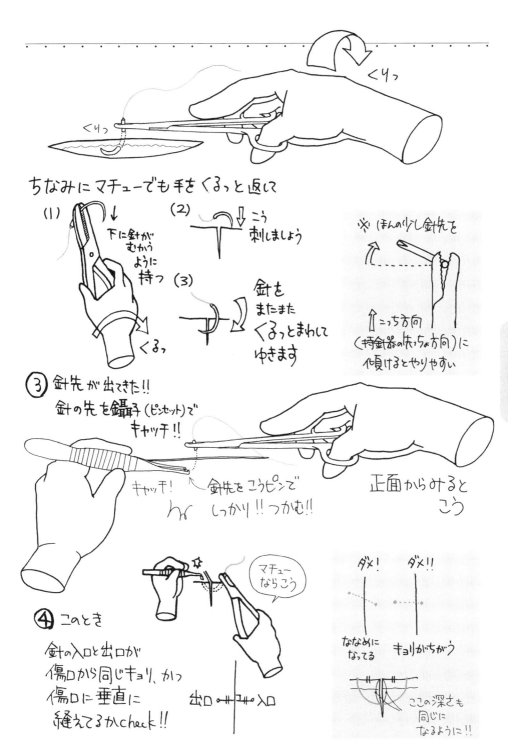

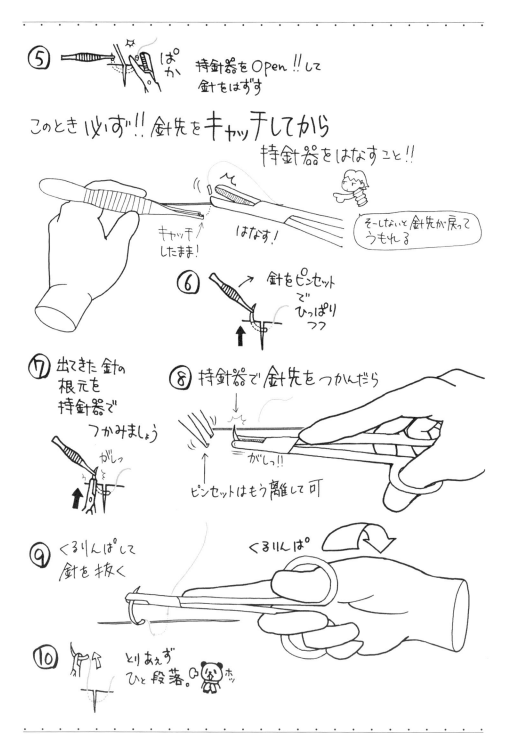

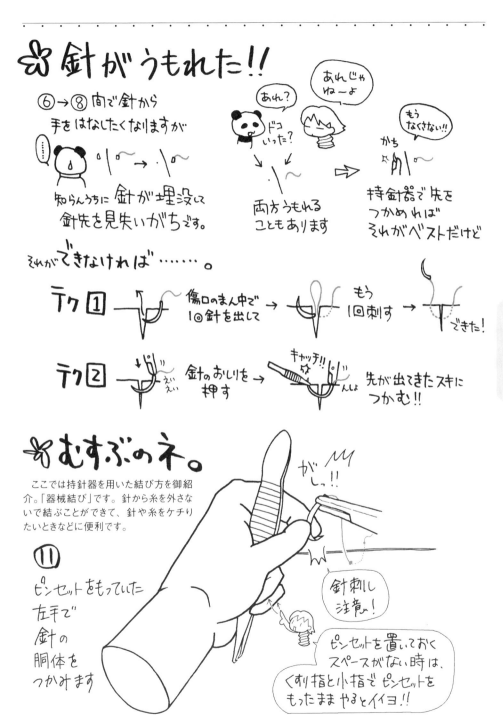

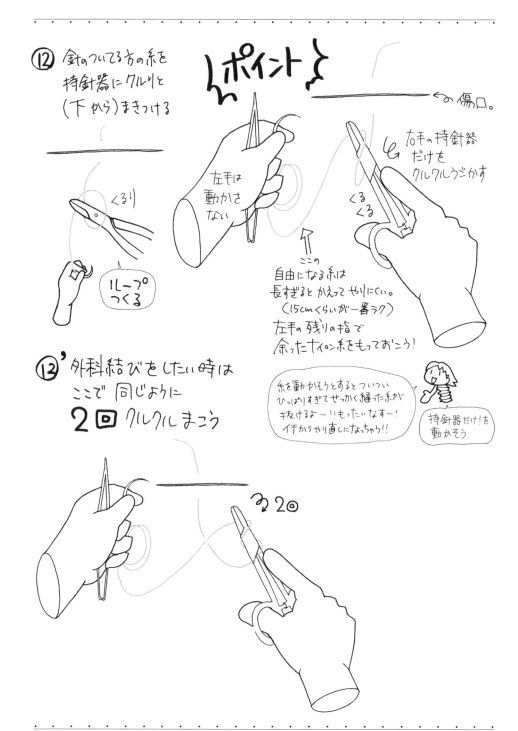

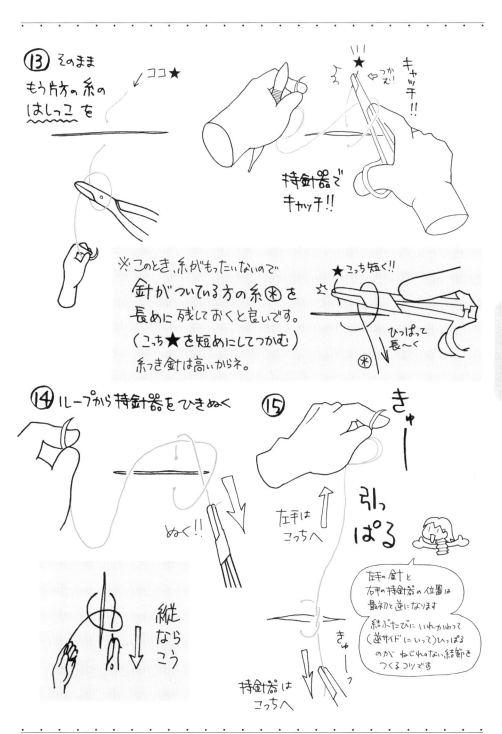

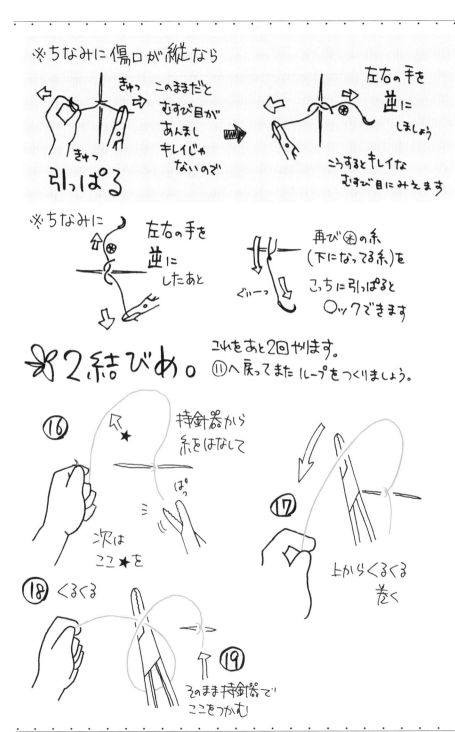

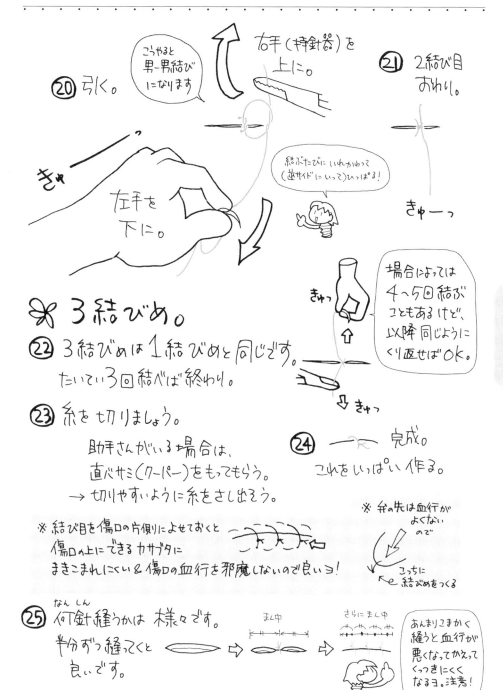

※「何針縫ったか」はカルテにきっちり書いておきましょう。

例 真皮縫合4針 表皮縫合5針 とか

抜糸の時に何本切ればいいかの参考にしましょう

重傷度をこの数字で判断する人はけっこう多いです。ま、たしかに傷の大きさは表現しやすいか。どのくらい細かく縫うかは医者によってけっこう違うんですけどね……。

外科や産婦人科はザクザク大きく縫いがち

外科のセンセイは 3針縫った
あらいよ……

形成外科や皮膚科の医者はチマチマ細かくぬう

形成のセンセイは 10針縫った
細かいよ……

またかー

他にもいろんな縫い方が。

かなり大きく離れていて、強くテンションをかけて縫いたいときは、マットレス縫合をします。

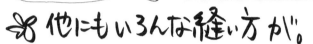

マットレス　上から見るとこんなかんじ。　こう針を入れる

皮下組織にできがちな死腔がなくなる上に皮膚もくっつくのでオススメ

もしももっと深かったら中縫いをします。

真皮縫合　またの名を中縫い(なかぬい)

見た目キレイになるので形成の先生がよくやる

こうして（ここでむすぶ）　こうする。

↙抜糸でぬく。
中の糸は一生抜かない。そのまま。何年後かに勝手に出てくることもある。

表皮と真皮ギリギリの所をねらって針をコンニチワさせる

表皮／真皮／いわゆる皮下脂肪
①ここから針を入れる

手術の最後にお腹をぬうなら。

ここまで切ってる

表皮
真皮
皮下組織（皮下脂肪と呼ばれるトコ）
筋膜(きんまく)
腹膜(ふくまく)
内臓

はいで切ってるので実際はこんなかんじ

3回縫う →

表皮
真皮
皮下組織
筋膜 — 0バイクリル
腹膜 — 3-0バイクリル で縫う

これ。外科なら1-0ナイロン
皮膚科や形成なら3-0か4-0ナイロン

抜糸

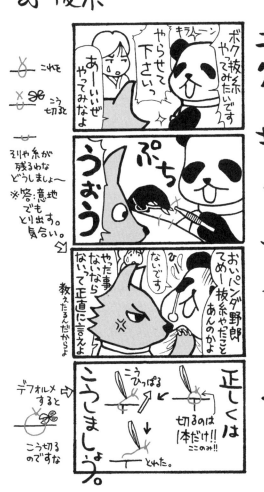

普通の経過ならこのくらいで抜糸します

- 顔なら **5日後**
- ふつーの体なら **1週間後**
- 手掌や足底や動きやすいトコロ（関節部とか）なら **10日後**

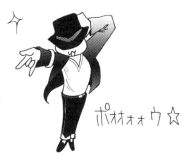

器械縫合

113

Column 手結びと器械結び

ちなみに、多くの外科の先生が「糸結び」と言った時、それは「手結び」のことを指しています。腹腔内など、深い所では器械だとがちゃがちゃしてしまうので、わざわざ針から糸を外して手で結ぶのです。それに対して、皮膚に近いところや広く視野がとれる浅い部分ではわざわざ糸を外す必要がないので、器械に針と糸を付けたまま結びます。その方が早いからです。それがこの章で紹介した「器械結び」です。

そんなわけで、外科医や産婦人科医や泌尿器科医は手結びが得意になり、逆に皮膚科医や形成外科医や眼科医は器械結びが得意になります。手結びにはだいぶ慣れているけど器械結びがまったくできない貴方は、「手結びは得意なのですが器械結びは初めてで」と言い訳し、手結びの方法をド忘れしてしまった貴君は「器械結びにばかり慣れてしまって手結びを忘れてしまいました」とか言っておきましょう。**とりあえず格好よさげ**です。

前立ちで外科のオペ見学しているときなど、皮膚縫合になったらすかさず「皮膚縫合やらせてください！」とか言ってみましょう。運が良ければやらせてくれるはずです。ちなみに「さあようやっと皮膚縫合だ！ 出番が来た！ 俺にやらせてくれ！」・・・とか思ったとたんにステープラーが出てきて、ガチャガチャ留められちゃったりして。おじゃんなのネ。

まず最初は
（とーぜん不潔でよいので）
練習しまくりましょう

練習に必要な道具

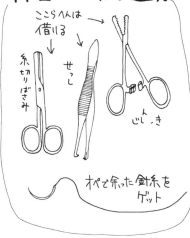

ここらへんは借りる
糸切りばさみ
せっし
じ〇き
オペで余った針糸をゲット

練習台。

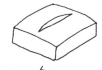

ニューススポンジのカマボコみたいな練習台もあります

なければクッションとか 枕 とか

傷口にみたてた1体線を設定するとよろし

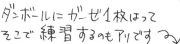

ダンボールにガーゼ1枚はってそこで練習するのもアリです

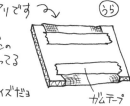

←アマゾンの箱の中に入ってる段ボールがちょうどいいサイズだよ

ガムテープ

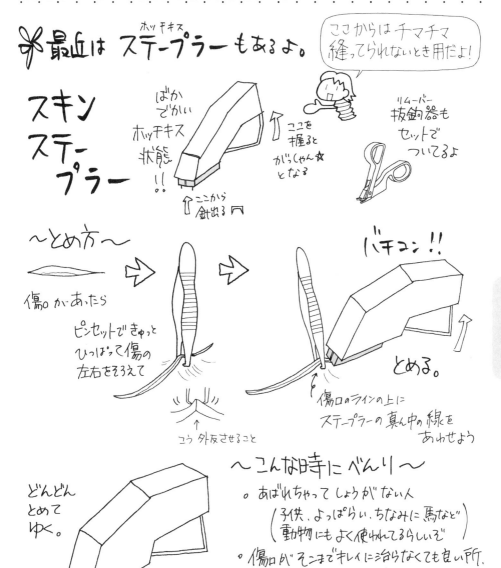

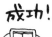成功！

失敗！

こうなっちゃったら
⇒打ったあとに
鉤ピンで直す

こんなんだと皮フ同士がくっついてるだけなので絶対くっつかない

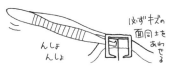

んしょ
んしょ

必ずキズの
面同士を
あわせる

難点は
(1)
・傷口があまり美しくない
・ホチキスのあとが両サイドにくっきり出来てしまう

⇒見えるトコロにやるのはイマイチ

(2) ねだんが**高い！！**しかも一体型の使い捨てで
他の患者さんに使いまわしできない

ホチキスみたいに針だけ
売ってるわけでもないし……

QQ外来には転んでアタマ切った
幼児とかよっぱらいとか
佃煮にできるほど来るから凹みます♡

〜ちなみに抜き方〜

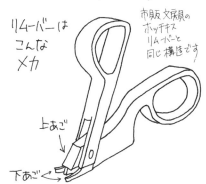

リムーバーは
こんな
メカ

市販文房具の
ホッチキス
リムーバーと
同じ構造です

上あご
下あご

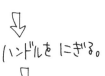

リムーバーの下アゴを
ホッチキスの下に
もぐりこませて

⇓

ハンドルをにぎる。

⇓

抜く。

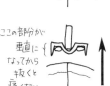

ここの部分が
垂直に
なってから
抜くと
痛くない

🌸 ただのテープ
正式名称：ステリストラップ

真皮縫合したあと or 表皮だけがうすくスッと切れた時は

テープを貼る
だけでもまあ
OKです

① 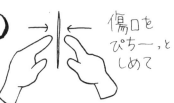 傷口を
ぴちーっと
しめて

② 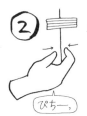 傷口に
すいちょく
垂直に
貼る

ぴちー

③ ぴっちり はる おわり！

※ ナートのあとや抜糸のあとにさらに貼る人たちもいます

顔面とか美容形成だととくに……

糸を抜いたあとの傷口 ←｜→ はこう
テンションがかかることで傷跡が広がっちゃって、目立つようになるのでそれを防ぐ役割です

✿ ダーマボンド 直訳：皮膚のボンド

真皮きっちり縫ったあとの、うす皮１まい切れだけの傷にぬるだけ！の接着剤。子供にまじべんり

ダーマボンド・ミニ®
※ 4cmまでの傷に。
※ 6才以下しか保険きかない。
※ もっと大きい傷に使えるでっかいやつもあります。

① つぶして中のアンプルをわる ぶしゅ

② 逆さにしてフィルターにボンドがしみこむのを待つ フィルター

③ 傷口を指でつまんでよせて ぴちー、

④ ぬる！ じゅわーん

⑤ このまま乾くのまち しーん 1回ぬったら30秒まつ

⑥ もう1回ぬりぬり 2層以上重ねぬり

⑦ ラストは1分この姿勢でまつ おさえたまま！

⑧ 最後の層をぬってから2分30秒でくっつくといわれています おわり

⑨ ほっとくと1週間くらいでフィルム状になってぺりぺりはがれます

抜糸いらず。小児は抜糸すら暴れるしね！再来の手間もはぶけるよ！

器械縫合

✿ 終わったら。

古典的手法としては…
(1) キズの上にガーゼをのっけてテープで留めます。

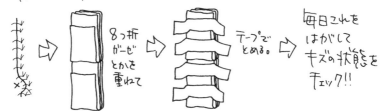

(2) 最近はWet Dressing（ウェット ドレッシング）と言って湿潤な環境をつくってキズを治します。

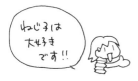

ねじ子は大好きです!!

- 消毒いらず
- 包帯交換いらず
- ガーゼバリバリはがすのってすげー痛いしさーせっかくできた皮の皮をはいでると思わない？
- 透明フィルムでカバーしてあるのでぬらしても大丈夫。シャワーもすぐあびれる。

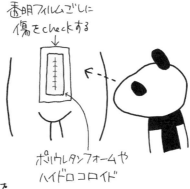

透明フィルムごしに傷をcheckする

ポリウレタンフォームやハイドロコロイド

- 手術後にこれをはってそのまま様子を見る。感染や出血してるようすがない限り、ずーっとはがす必要なし
  → 1週間後に抜糸
- 患者もラクだし医者もラク。WIN-WINだね!
- (1)のガーゼを1～2日やって様子を見てから、(2)のWet Dressingにうつるのもアリ

最近の主流は(2)のWet Dressingですが、コストが安い、ドレッシング剤が使える病院が少ない、患者さんにも医者にも根強い消毒信仰がある、等の理由でまだまだ(1)も行われています。
よって次からは毎日のガーゼ交換の方法についてやっていきましょう～→

創傷治療の手技はいつか一必ずーしたいです――
しかし―― 今回もページが足りな――い……

すいません

ねじ子のヒミツ手技

包帯交換

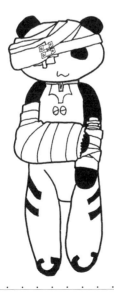

包帯と
いえば
コレ

僕が 死んでも
代わりは
いるよな

次は
術後管理の
お話です

【包帯交換】

華やかな手術の後に待っている朝の行事、それは包帯交換。略して「包交」。ホーコーです。手術後はもちろんのこと、リストカットしちまった縫い傷、火傷のあと、腐っちゃった足、果ては褥創（床ずれ）まで。キズというキズには包帯交換がつきまといます。綺麗に治ってゆく傷は見ていて気持ちがよいものです。逆に、ぐちゃぐちゃになって異臭を放ち、思わず目を覆いたくなってしまう傷もあります。でもでもそんな傷も、きちんと処置していれば、ゆっくりと綺麗になってゆくのです。毎朝、包交車を押しながら、医者全員でぞろぞろと患者さんのお部屋を回って、包帯交換、包帯交換。それが外科系名物、朝の回診です。そうやってみんなで傷の具合をチェックして、創傷の治癒具合という「情報」を共有するんですね。

最近は「毎日の消毒と包交はかえって創傷の治癒を遅らす」報告が次々と出ております。ねじ子も「ウェットドレッシング大好き！ 包帯交換を毎日やるのは傷の治り的にもイマイチだよね！」と思っております。それでもまだまだ、包帯交換は外科系に根強く残る情報共有の方法であり、「儀式」だと言えましょう。

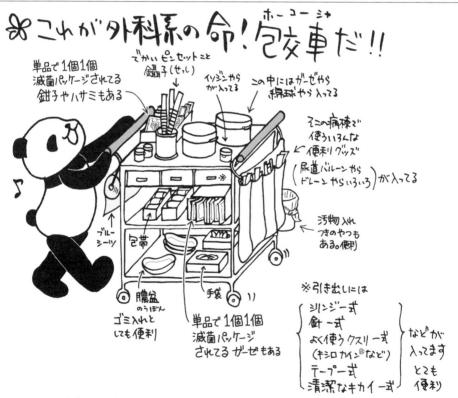

ホーコーシャと呼びます。科や病院によって載っているものが違います。「そこの科／外来／病棟で必要なもの」がすべて載っています。いろんな道具がいっぺんに詰まっていて、病室まで運べて、とっても便利です。いちいちナースステーションまで取りに行くのは大変ですから。ねじ子は包交車を全速で暴走させ通路のカーブでドリフトしてケツ振って楽しんでます。

載ってるもの・代表。

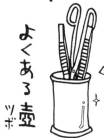
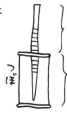

……ホントかよ。
※それがお約束。
正式名称：鉗子立て らしい
初めてきいたわ

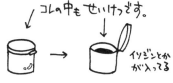
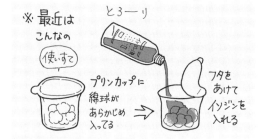

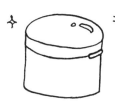
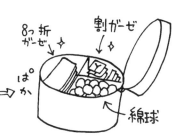

いろいろ入ってる
正式名称：カスト
※こちらも最近は めっきり見ない
1個1個パッケージングされてるのを開けるのが主流

これが清潔操作だ！

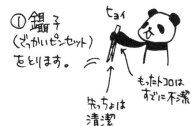
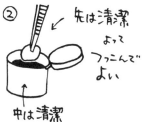
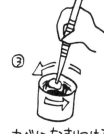

④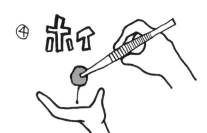

つゆだくだとイソジンがたれます。
シーツ等を**茶色**にしてしまいます。注意。
(※垂らしちゃったらハイポアルコールで落としましょう)

⑤ 消毒しましょう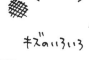

キズのいろいろ
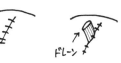
ドレーン

⑥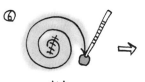

こう消毒するのが
キホンですネ
(内ほどキレイ)
(外ほど汚ない)

ポイ
1回で捨てます

⑦ コレを**2回**やります。
しかし
コレは→すでに
患者さんの傷に
さわっているので
不潔です。

正確には、
その患者さんには何も使っていいけど、
その患者さん由来のバイ菌はすでにいるだろう
(よって不潔扱い) & 他の患者さんには
使っちゃいけない。

⇨ 絶対に!!ツボには戻さない。終わったら必ず下におろしましょう。
包交車にのってる膿盆にまとめておいとくことが多いです

⇨ そのピンセットでカストの中のガーゼや綿球を取っちゃダメー!!
中のもの全部 不潔になっちゃいます。

⑧ さーどーする!?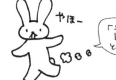

「道具出し」
といわれます

㊥ ここで**助手**さんの出番です。
たすけてー

⑨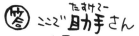
新しいピンセットをツボからとります
んしょ
しかたないなぁ

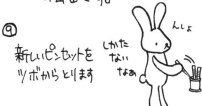

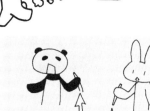
パンダくんのピンセットは
患者さんにふれているので
すでにして**不潔**。

とりだしたばっか。
清潔。

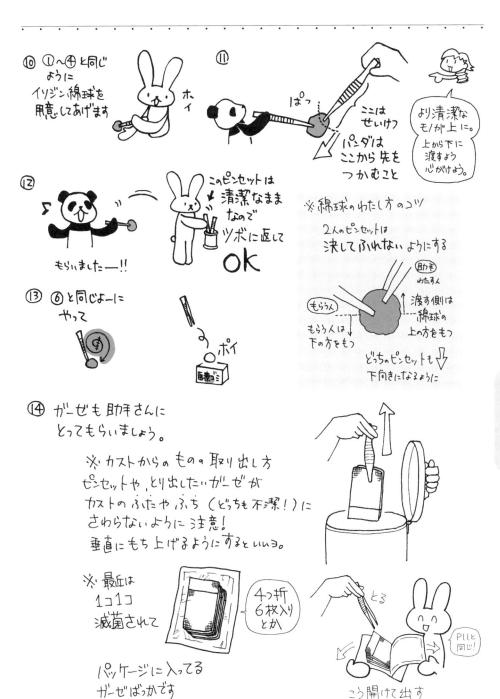

⑮ ガーゼをのせます。

※ ガーゼの量は キズから **出てきそうな** 血液や滲出液の**量**で決めましょう。

※ それでも間にあわなそーな時は
防水作用のある **亜麻仁油紙**（あまにゆし）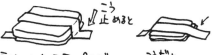 きいろい油紙 でカバー

⑯ 使い終わった ピンセット 鑷子は **膿盆**（のーぼん）へポイ

一回患者さんに使ったら、ぜったいに他の患者さんには使いまわししない。MRSAとかの薬剤耐性菌がまんえんしたらたまらんでしょ。

⑰ ガーゼを **固定** します。まずテープで止める。

こう止めると テンションへって テープかぶれしにくい

こうだと テンションつよくなる かぶれやすい

※ テープいろいろ

ふつうの紙テープ

工事現場風ビニールテープ（正式名称：カブレステープμ）

実はいちばんかぶれにくい！通気性も通水性も悪そうなのに！

のびちぢみする 布テープ（通称：がっちりバン）

⑱ カラダ **体幹** のときは **腹帯**（ふくたい）を巻きます

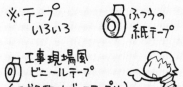

がっつりとめたい時に（運動用のテーピングetc）かぶれやすいから頻回使用はさける＆短時間にしよう

ねんざした足

⑲ 四肢のときは… **包帯**をまきましょう！ ⇒つづく

✿ 閑話休題・ガーゼの大きさ 名前 いろいろ

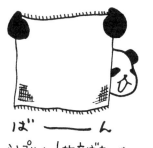

ば———ん
シンプルに1枚広げたのは 27cm×29cmくらいです

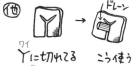
2つに折って → 4つに折ったのが 4つ折ガーゼ よつおり / 8つに折ったのが 8つ折ガーゼ やつおり

(他) Yに切れてる 割ガーゼ → ドレーン こう使う / すごーく小さい コメガーゼ など

✿ 包帯の巻き方

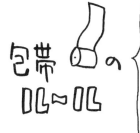

包帯のルール

ルール① 必ず末梢から巻きます。

ルール② 包帯は時間がたつとだんだんキツくなってきます。ゆるめに巻きましょう。

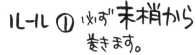
ころころ　転がすくらいでOKです。

〈麦穂帯〉ばくすいたい

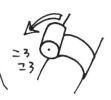
またの名を 麦穂巻き むぎほまき

下腿や前腕のように太さのかわっていく場所に便利

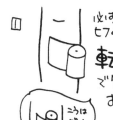
① 必ず七分の上を 転がす向きで包帯をおきます。 こうはダメ

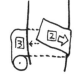
② ななめ下にころがして

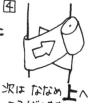
③ 後ろでは必ず平行に流します
④ 次はななめ上へころがします

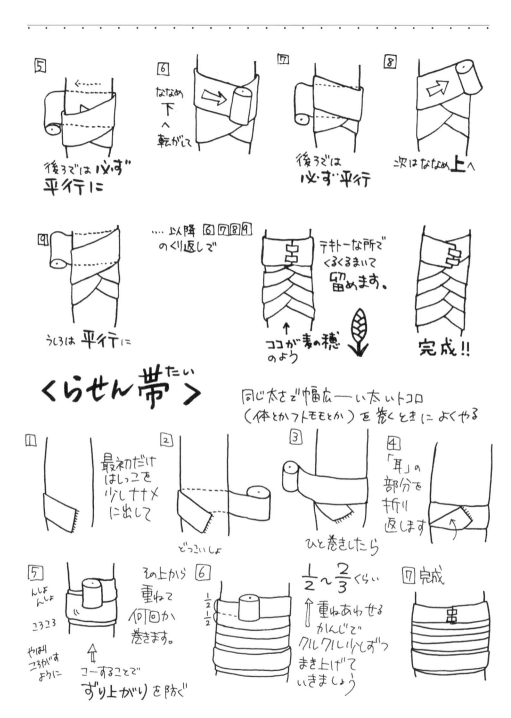

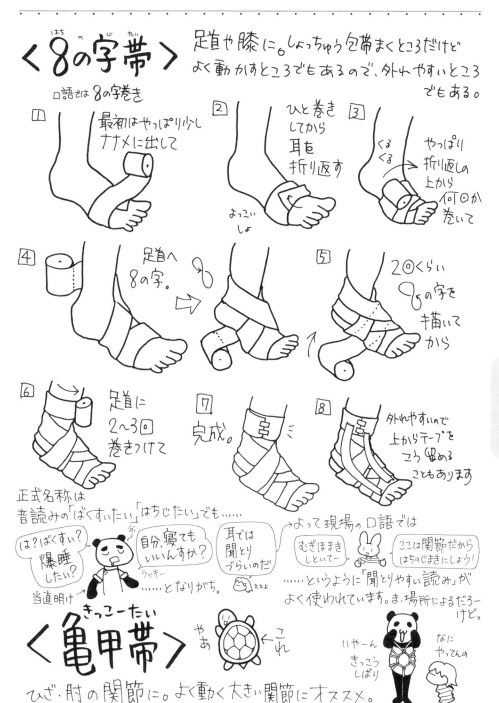

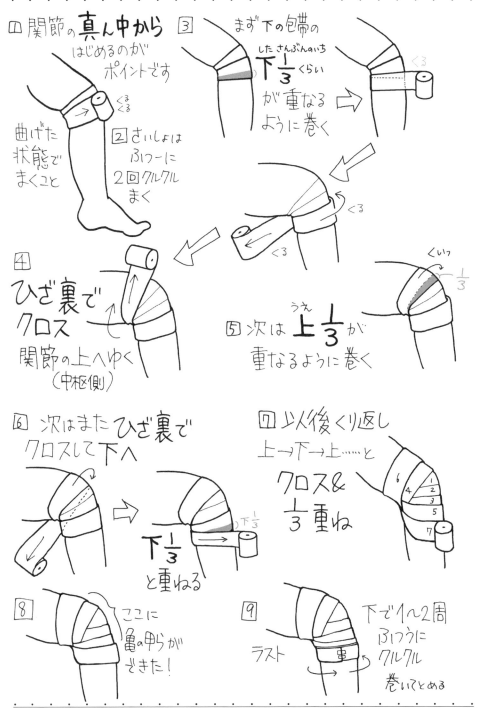

Column 医者は切りたがると言うけれど

よく「医者は切りたがる」と言われます。「先生は手術したいんでしょうけど…」みたいなことを言ってくる患者さんもいます。断言しましょう。そんなことはまったくありません。無類のオペ好きで、サルのようにオペをしまくりたい医者もゼロとは言いませんが、ごく一部です。むしろ手術とか面倒くさいし、時間だけはかかるし、リスクはでかいし、そのくせ点数は低くて安い（※手術にかける時間で他のことをしていた方がよほど儲かります）し、下手すると患者さんの寿命縮めるし、かったるいし、昨日当直で寝てないし。外科医だって本音を言ってしまえば、手術なんてできるだけやりたくないんです。でも患者さんにとって手術するのが一番いいと思うから、手術を提案しているのです。「実績になるんでしょう」とか「論文で発表したいんでしょう」とか「手術した方が儲かるんでしょう」という患者さんもいます。ホントにいます。が！　正直言って、学会で発表できるような症例はごく一部です。そういうことを言ってくる方の多くは「お前など切っても実績にならん！」「残念だがお前はごくありふれた病気だ。学会で発表できるほどめずらしい症例ではない」ってことばかりです。無理矢理やらんでも、手術の件数はイヤでも増えていきますし、したがって、やる必要のない手術をやりたがる医者は(ほとんど)いません。

手術は(患者さんにとってはもちろん)医者にとっても非常に怖いイベントです。どんなに上手くやっても結果が伴わないことがあります。最悪、死んでしまうことさえあります。そんな時に、患者さんやご家族に「医療ミス？　藪医者？」という不信の目を向けられたら、その疑いを晴らすのは容易ではありません。訴訟だって起こりえます。そもそもなぜ手術は傷害罪にならないのでしょうか？　手術は人に傷をつけますので、傷害罪の構成要件に該当するのですが、ある条件を満たすことで「違法でないと解釈」(違法性阻却といいます)されます。その条件とは、本人・ご家族の同意があること、医師免許があること。この二つは必須です。加えて、手術に「妥当性があるかどうか」が必要です。「何となく」では同意があっても医師免許があってもダメです。きちんとした「診断」と、その「治療として妥当な手術」を、「しかるべき方法で」行うこと。つまり、医師と患者さんだけでなく、第三者による検証にも耐えないと合法な「手術」は成立しないのです。ですから、患者さんに手術を勧めるとき、医者は相応の覚悟で臨んでいます。多くの外科医は「自分が切った患者は自分の患者」と考えており、急変で呼ばれての徹夜も覚悟しているでしょう。手術は利益よりも使命感で支えられてきたところが大きいのです。

でも「使命感」はガラスの小瓶です。良かれと思った手術が残念ながら裏目に出て、無念なところをさらにマスコミに叩かれ、ボロカスに。それが自分でなくても「明日は我が身か」と思うだけで、心にはどんどんヒビが入り、なにかのきっかけで割れてしまいます。実際、昨今の医療訴訟や、ワガママ患者おっと違った、権利意識の高い患者様の増加に伴って、外科系の医師はどんどん減ってきています。実はかなり深刻な問題です。外科は本来病院の花形であり、医者の醍醐味であり、格好いいし、ブラックジャックだし、「本当は外科をやりたかった！」という医者や医学生は多いはずなんです。しかし、現在の診療報酬の低さと訴訟リスクの高さでは、正直手術なんてやっていられません。せめて世間の皆様に外科医の内情を知ってもらって、もう少し感謝と尊敬の気持ちを……。いや！　やっぱり気持ちだけじゃダメです。やりがいを支えにしたら破綻します。

……そこでブラックジャックですよ!!

ブラックジャック先生はいつだって、その人にとっての「命の分」だけお金を取っていました。ひょっとしたら手塚先生は、現在の日本が抱えているような、診療報酬制度の限界に気が付いていたのかもしれません。

昭和の時代には、手術をした医者への「お心づけ」が慣習的に行われていました。先生をねぎらって(お金を)包む。それが長年のならわしだったのです。今はどの病院にも「お断り」の張り紙があります。「袖の下」は賄賂や不正の温床になりやすいため、徐々になくなりつつあります。それが時代の流れです。でも、「お心づけ」の因習が「外科の安い診療報酬の不備を補っていた」面は確かにあったでしょう。「お心づけ」の禁止と明朗会計が世の流れならば、診療報酬も改定しましょうよ。お偉い先生方々、頑張っている外科の先生のためにも、手術のペイを上げてあげてください。ねじ子は切にそう思います。

【ここからICU】

テーマはICUです。英語でIntensive Care Unit略してICU。日本語に訳すと集中治療室。「ヤバい！死にそう！」「意識がない！」「呼吸が止まった！」「心臓も止まりそう！」など、**とにかく徹底した管理と監視**が今すぐ必要、そして**これからも24時間必要そう**な状態のヒトをぶち込むための特別な病室です。もとになった病気自体は問いません。内科でも外科でも耳鼻科でも皮膚科でも事故でも事件でも虐待でも遭難でも、何でもいいです。とにかく重症で24時間の厳重監視が必要ならば、なんでも構いません。性能もお値段も高いモニター、人工呼吸器、さまざまな点滴、いろんな穴に入れられたチューブ、そして何より24時間常駐の医療スタッフがそろった環境で「寝ずの番」を行います。

ICUを維持管理するためには人手もお金もかかります。そもそもICUがある病院ってそんなに多くありません。平成28年の厚生労働省の調査によると日本全国で655施設だけです。ICUがある病院でも、ICUに入院できる患者さんの数はごく少数に限られています。これまた厚労省の調査によると、ICU病院1施設あたりのICUベッド数の平均は8.7床でした。地域を代表するような大きい救急指定病院でも、その程度しかICUのベッドを管理しきれないのです。

ICUでは常に「全力」の治療が行われています。その病院でもちうる限りの最高の薬・最高の人材・最高の医療資源がそそぎ込まれると言っても過言ではありません。とはいっても、生命を維持するために必要なもの・必要な治療って実はそんなに多くありません。結構シンプルです。まぁぶっちゃけて言うと**呼吸と循環をがっつりキープ**しときゃICUの患者さんは明日もなんとか生きていますから、その間に「もとの病気」の専門の医者を呼んで来て、全力で治してもらうことになります。

この「呼吸と循環をなんとしてもキープする」ことを**全身管理**と呼びます。ICUでの全身管理がどのようなものか、一緒に見ていきましょう。

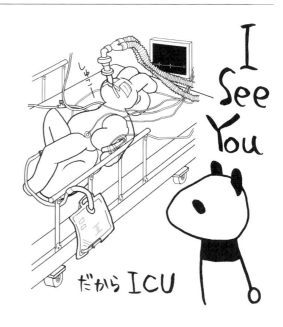

【集中治療室】

ICUにやってくる患者さんには2種類います。**元からICUに入る予定だった人たちと、全然そんなつもりなかったのにICUに入らざるをえなくなった人たち**です。

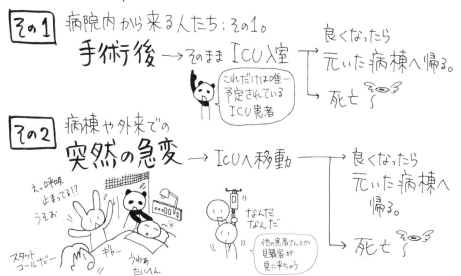

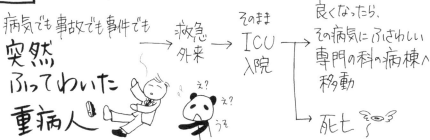

まず前者。もともとICUに入るつもりだった人たち。**「予定された重症患者」**ということですね。これは簡単で、「手術が終わった直後の人たち」です。心臓や脳や大血管など、大掛かりな手術の後は、回復までのしばらくの間をICUで過ごすことがあります。手術がうまくいき順調に回復していれば、さっさとICUを卒業して元の病棟に帰っていきます。

それに対して、突然ふってわいた重症患者さんたちもICUにやってきます。それらはたいてい「突然」発生します。病院の中での急変、道ばたで突然倒れた人、新たに発生した事件や事故の被害者などです。どれも**「ふってわいた災難」**と言えます。予定されていたものではありません。予定されていないからこそ、**緊急度は非常に高く**、全力で助けなくてはいけません。準備不足とか言ってられない事態が、そこにはあります。それら予定されていない出来事に対しても、万全の体制で準備しておかなくてはいけません。

　「ふってわいた重症患者」を受け入れたるためには、ICUに**空きベッド**があることが不可欠になります。ICUのベッドは**「常時、最低でも1床は空きがある」**のが理想とされています。ところが現実はとても厳しい。ICUのベッドは、たいていどうにも動かしようもない重症患者ですでにパンパンに埋まっています。ベッドが埋まった上で新しい重症患者が発生したら、今ICUにいる患者さんの中で一番軽症の人（それでも十分重症なのですが）を、どこかへ追い出さなければなりません。追い出す、といっても病院の外に追い出すのではなく、たいていは一般病棟への移動になります。

　例えば、今日9時から食道がんのオペがあるとしましょう。手術後にICU管理が必要な大手術です。6～9時間かかります。その場合、外科の医者から「オペが終わった17時からICUのベッドを一つ使うよ」という「予約」が入ります。予約が入ったら、ICUの医者はベッドを1つキープしておきます。よって午前中の段階では、ICUのベッドがぽっかりと1つ空いていた、と仮定しましょう。

　この日の朝11時ごろ、この病院のすぐ近くで交通事故がありました。車に轢かれた歩行者はひどく重症とのことです。現場に到着した救急車から、患者受け入れの要請がありました。今まさにICUのベッドは確かに1つあいてます。さぁ、あなたならどうしますか？

　……この後オペの患者が来るのなら、ICUに新規の長期患者を入れるわけにはいきません。この交通事故の患者さんは、涙をのんで断らなくてはいけないのです。たとえ今現在ICUのベッドが1床あいていたとしても、それを交通事故の患者さんで埋めてしまったら、今まさに手術中の食道がんの患者さんの行き場所がなくなってしまいます。結果として、全員が不幸になります。心を鬼にして断らなくてはなりません。

　もちろん、ICUの他の患者さんの中に比較的軽症の人がいて、その人を一般病棟に移動するめどが立ちそうならば、予定を前倒ししてICUのベッドに空きを作ることができます。新たに発生した交通外傷の患者さんを受け入れることができるかもしれません。**追い出された患者を受け入れてくれるはずの病棟のスタッフにはひどく嫌われる**かもしれませんが、そこをうまく説得するのもICUのスタッフに必要な能力です。

　と、いうわけでこのICUの医者は、だいぶ治ってきた急性肺炎の患者さんを呼吸器内科病棟に引き取ってもらえないか交渉することにしました。呼吸器病棟はしぶしぶながらも患者さんを受け入れ、晴れてICUのベッドは1つ空きました。車に轢かれた患者さんを受け入れることができます。ウキウキで救急隊に「受けられそうだよ！」と電話したら、さらに「ありがとうございます！　実は運転手さんの方も結構な重傷でして……。そちらも受けてもらえませんかね？」とさらに追加依頼されてしまいました。よくあることです。そちらはさすがに断わってよその病院に行ってもらうことにしました。

　このようにICUの医者は、救急車からの要請を受けた瞬間にICUの入院患者全員のことを考え、緊急度を判断し、いろんな病棟のスタッフと交渉して、突然発生した緊急の患者さんをICUに受け入れらるか瞬時に判断しなければいけません。ICUの管理には綿密な計画と、病院各地のお偉いさんとの交渉力が不可欠になります。

　結果として交渉がうまくいかず、さんざん待たせてしまった救急車を断らざるをえなくなることもしばしばあります。救急車のたらい回しや、救急車が受け入れ病院を決められず、長い待ち時間の間に患者さんが亡くなった、というような事例はたびたびおこります。そのたびに、何も知らないマスコミの皆さんは「なんでそんなに時間がかかるんだ！　おかしい！」とお怒りになられますが、どうしようもありません。病院全体の患者さんの健康の円滑な維持がかかっているわけですから、時間がかかるのは当然のことです。仕事をサボっている人などどこにもいないのです。

　ICU管理には派手でわかりやすい手技があるわけでもありません。患者さんにあまり感謝もされません（なんせICUの患者さんには意識がないからね！）。そのくせミスすると患者さんの命を一瞬で奪うリスクだけは高いです。なかなか報われませんね。それでも、ICUはその**病院全体の患者さんの治療計画**のみならず、その**地域で発生する救急患者さん全員の健康と安全**を支えている重要な場所であるとねじ子は考えています。

ねじ子のヒミツ手技

ICUってどんなとこ？

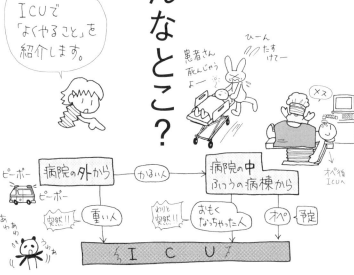

【ICUってどんなとこ？】

ICUにいる患者さんは、基本的に**全員意識がありません**。意識がある人・意識が戻った人は早々にICUから一般病棟へ追い出されます。

意識がないのだから、自発的な訴えもありません。痛くても悲鳴を上げてはくれないし、死にかけでも極めて静かです。我々は、すべての情報を**「外からの観察」**で手に入れるしかありません。患者さんの体にできるかぎりのセンサーをつけてモニタリングします。尿も自然には出してくれません。尿道カテーテルを入れて尿量を把握する必要があります。水も飲めないので、放っておいたらすぐ脱水になります。点滴が必要です。ごはんも食べられないから栄養補給も欠かせません。トイレもいけないので、便の管理も必要です。呼吸ができないのなら人工呼吸、心臓がイマイチで血圧が上がらないのなら昇圧剤や利尿剤、血が足りないのなら輸血や輸液、尿が出ないなら人工透析が必要になります。それらたくさんの機械がきちんと仕事をしているか、24時間監視するためのモニターも必須になります。

そうやってどんどんチューブやモニターやケーブルが増えていき、**スパゲッティにからめとられた人間と**、なんだかとっても非現実的な空間ができあがっていくのですね。

✿ "集中"して治療するということ

ICUは数日間だけいるところです。ベッドの数も限られているので、患者さんはめまぐるしく入れ替わっていきます。入れ替ってくれないと困る。症状が安定してきたら、別の病棟に移ることが多いです。たとえ植物状態であっても。

> そーしないと新しい重症患者さんを受け入れられなくなっちゃうからねー

どれであっても、ひどく重症でかつ**急性期**（たくさん治療をする必要があり、かつ治療に反応してよくなっていく可能性のある時期）である必要があります。今回の本では、この流れの中で

ICUで"よくやること"をご紹介します。

✿ 循環♡と呼吸をキープする。

ICUでは 循環♡ つまり 心臓 / 血圧 / 血液の量 を keep する

呼吸 つまり 肺 気道 を keep するために 頑張ります。

健康な状態に戻せるなら戻す。ムリならば"安定走行できるポイントを
さがす。で、その間に ICU に入るにいたった「元の病気」の
治療を並行して行いましょう。逆に言えば、

循環と呼吸がダメになっちゃってる から 全力で
クスリ を入れたりモニタリング したりする必要がある
患者さんばっかりなわけだ。

〜なんであんなに
　　いろんなもんにつながってるの？〜

スパゲッティの 1本1本 を check していきましょう！！

❀ まずはものを入れるための管たち

① 静脈ライン

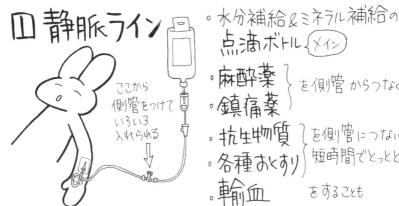

ここから
側管をつけて
いろいろ
入れられる

・水分補給＆ミネラル補給の
　点滴ボトル 〔メイン〕
・麻酔薬 ┐
・鎮痛薬 ┘ を側管からつなぐ
・抗生物質 ┐ を側管につないで
・各種おくすり ┘ 短時間でとっとと落とす
・輸血　　　　　　　をすることも

全部をいっぺんにやんなきゃいけない時もあるのでできれば静脈ラインは2ヶ所以上取りたい。

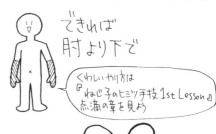

できれば肘より下で

くわしいやり方は『ねじ子のヒミツ手技 1st Lesson』点滴の章を見よ♡

②中心静脈ライン

心臓の近くの太い血管までアプローチしてぶっとい管を入れる。

- すぐ効かせたい薬（昇圧剤とか）
- 濃度のこいドロドロした液体（高カロリー輸液とか。つまり栄養ね）

を入れるのに便利。

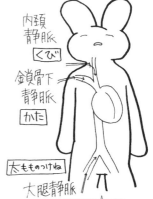

内頚静脈 くび
鎖骨下静脈 かた
太腿静脈 太もものつけね

これもやり方は『ねじ子のヒミツ手技 1st Lesson』中心静脈カテーテルを見よう

③人工呼吸器用の気管内挿管チューブ

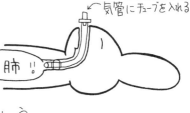

気管にチューブを入れる
肺!!

呼吸が安定してない時は気管内挿管して、人工呼吸器につないで換気して呼吸を安定させましょう。

④動脈ライン

血圧を随時測れるので便利です。ICUで人工呼吸器で換気していたら最低でも1日1回は必ず動脈血ガスをとります。そのたびに

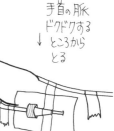

手首の脈ドクドクするところからとる

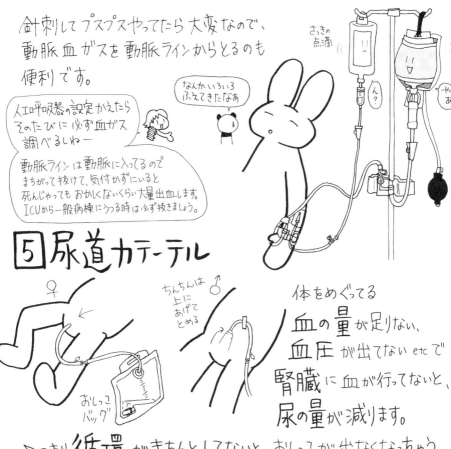

⑤尿道カテーテル

⇒ つまり**循環**がきちんとしてないと、おしっこが出なくなっちゃう。
⇒「もうすぐ死ぬ人」は必ず おしっこの量が少なくなってきます。
  逆に、尿量がしっかり保たれていれば 循環はわりと安心。
⇒ 尿量は必ず check しましょう！

☆モニターするためのケーブル

患者さんの体から出る さまざまな情報を集めて監視します。
これらのケーブルは患者さんのそばにあるモニターにいきます。

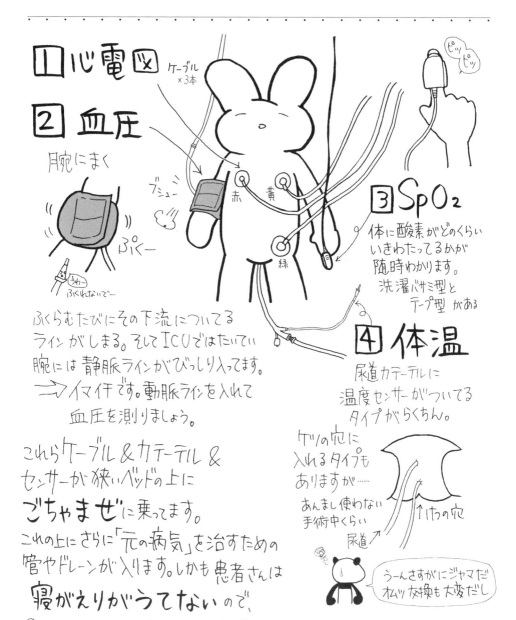

ねじ子のヒミツ手技

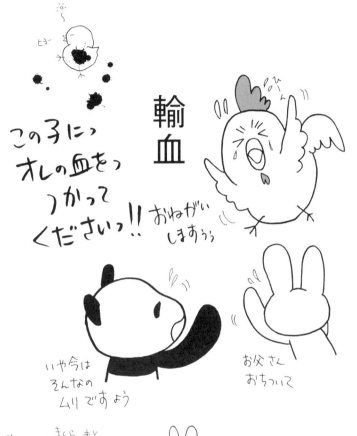

輸血

この子に オレの血を つかって くださいっ!! おねがいしますぅぅ

いや今は そんなの ムリですよぅ

お父さん おちついて

※昔は 枕元輸血 が ごくフツーにおこなわれてました

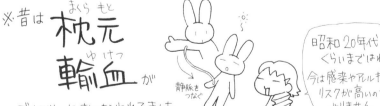

静脈をつなぐ

昭和20年代くらいまではね。今は感染やアレルギーのリスクが高いのでやりません

【輸血】

輸血とは、他人(または過去の自分)から取った血液を自分の血管に入れて、血液を補う治療のことです。突然の大量失血や、病気による重度の貧血などで「どーしても血が足りないよ！」という時、かつ「**今すぐ血を補充しないと、この人死んじゃうよ！**」という時だけ！！輸血を行います。逆に、ある程度待てそうだったり、他の治療法(鉄剤を飲むとか)によって血液を増やせそうならば、輸血は行いません。輸血は**副作用を決してゼロにはできない治療法**だからです。

もちろん医者も頑張っています。血液型を厳重に調べたり、血液の白血球をできるだけ取り除いたり、放射線を当てて白血球を殺したり、さまざまな努力を重ねたおかげで、現在の輸血はそのほとんどが安全に何事もなく行われています。それでも、ときに軽い副作用が起こり、ごくまれに**致死的な副作用**が発生することがあるのです。これをゼロにすることはできません。場合によっては輸血によって人を殺してしまうのです。**未知の病原体**が血液に潜んでいる可能性もあります。こちらも現在の医学でどんなに頑張ってもゼロにすることはできません。

まぁつまり、輸血ってのは簡単にやっちゃダメなのです。「血液を臓器として考えれば、輸血は臓器移植と同じである。そのくらいの気持ちで挑め」という御意見はごもっともだと思います。

〜輸血する前に……これやった？〜

輸血は副作用も多く、感染症のリスクを0にすることは絶対にできません。どんなにがんばっても。今の医学じゃわからん感染症ってぜったいにあるからね。ある種の臓器移植です。
避けられるのならば、避けた方がいい治療法なんです。

輸血したくなる イコール たいていは 大量出血
イコール 血が足りない イコール 心臓が空打ち
イコール 出血による血圧ダウン が原因なので、
なんとか循環している血液の量を増やして、血圧を上げる手を打ちましょう。まぁつまり水増しです。

❀ **大量急速輸液** ドバーッと大量の点滴を入れます

点滴のクレンメを**全開**にして落とす!!

針もなるべく太いの**18G**(ゲージ)**以上で!!**

コレ↗

左右の腕両方から入れてもいい

どーしてもダメなら肘から入れてもいい

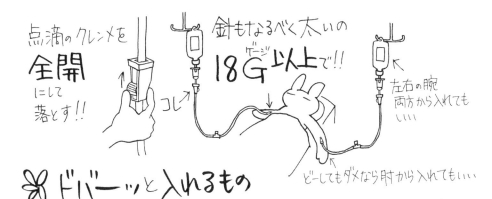

🦋 **ドバーッと入れるもの**

① まずは **細胞外液**

乳酸リンゲルとか（ラクテック®）
酢酸リンゲルとか（Veen F®）

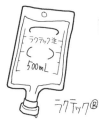
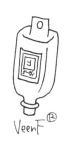

500mLをまずは**2本**すぐ落とす

（それでも血管に1/4しか残んない）

出血がひどくて血圧上がんないならもう**2〜4本**いってもOK

② これでダメなら **人工膠質液**

コロイドが入ってて血管に残りやすい

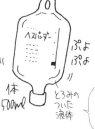

体500mL とろみのついた液体

ヘスパンダー®とか
サリンヘス®とか }**1ℓ**(リットル)まではOK

まあつまりこれも**2本**ね

血管にほとんど残ってくれるので便利。だけど腎臓に悪いので1ℓまでしか入れらんない。

③ これで**血圧上がんないなら** **輸血**は避けられません。
迷わず即座にやりましょう。

大量輸液で血は薄まります。輸液つまり水増しだけでもちこたえられるかは元々の血の濃さ、つまり赤血球がどのくらい体の中に残っているか&患者さんの基礎体力にかかってます。実際は即座に輸血をオーダー！→目の前に血液が届くまでに結構な時間がかかるので、その間に大量輸液やりましょう。

輸血

🦋 輸血のちのいろいろ

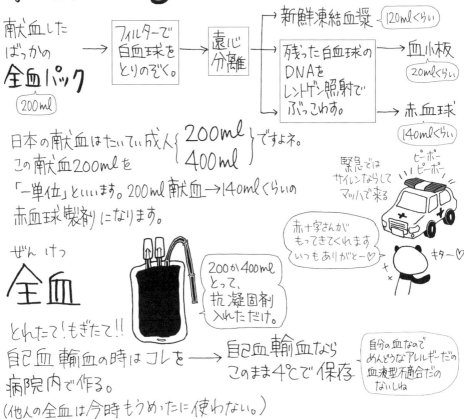

献血したばっかの **全血パック** (200ml) → フィルターで白血球をとりのぞく。 → 遠心分離 → 新鮮凍結血漿 (120mlくらい) / 残った白血球のDNAをレントゲン照射でぶっこわす。 → 血小板 (20mlくらい) → 赤血球 (140mlくらい)

日本の献血はたいてい成人 { 200ml / 400ml } ですよね。この献血200mlを「一単位」といいます。200ml献血→140mlくらいの赤血球製剤になります。

緊急ではサイレンならしてマッハで来る
ピーポーピーポー
赤十字さんがもってきてくれます いつもありがとー♡
キター♡

ぜんけつ
全血

200か400mlとって、抗凝固剤入れただけ。

とれたて！もぎたて!!
自己血輸血の時はコレを病院内で作る。 → 自己血輸血ならこのまま4℃で保存 → 自分の血なのでめんどうなアレルギーだの血液型不適合だのないしね

(他人の全血は今時もうめったに使わない。)

全血 を遠心分離すると3つに分かれる

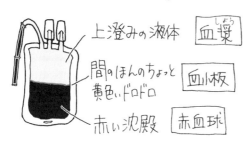

上澄みの液体 → 血漿 (しょう)
間のほんのちょっと黄色いドロドロ → 血小板
赤い沈殿 → 赤血球

日赤にはいろんな血液がありますが、主に病院で使うのはこの3つです

赤血球製剤

輸血で入れるやつ

赤血球の輸血バッグはいろいろありますが、他のやつはめったに使いません。特別な病気の時だけ。

正式名称：(放射線)照射赤血球-LR
赤血球成分に＋「MAP液」を足している。

保存液 M：マンニトール
A：アデニン
P：リン酸二水素ナトリウム

あだ名：MAP(マップ) とか RCC とか

ソーセージみたいにいっぱいついてる セグメント

ココに血液型かいてある

ラベルの色が
A：黄
B：白
O：青
AB：ピンク

ロット番号のシールたくさん

あだ名「MAP」は実は加えられている保存液の略称です。ホントはぜんぜん赤血球の意味じゃない。でも今でもつい MAP って呼んじゃうよね。特徴的だからねー。
「スーパーマーケット」が日本の口語では「スーパー」と略されてしまったようなもんです。マーケット成分どこ行った。本来の意味でいうならマーケットの方が残るべきなのに。「スーパー」は「すげえ」って意味だぞ。

後で何かあったときに（未知の感染症が見つかった etc）たぐっていくための情報。すげえ大事。あらゆるところに貼って最低20年とっておく。カルテ、伝票、試験管、いろんな所に貼ろう！

保存期間：21日間
保存方法：2〜6℃の冷蔵庫

A型 01-2345-6789

鯨、A型 01-2345-6789

シールのアップ

血漿(しょう)製剤

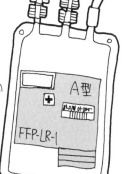

使い方いろいろ 大量出血の人にMAPといっしょに入れたりもする

黄色いドロドロ

正式名称：新鮮凍結血漿-LR
あだ名：FFP(エフエフピー)

保存期間：1年もつ。ただし
保存方法：−20℃以下のフリーザーで

輸血

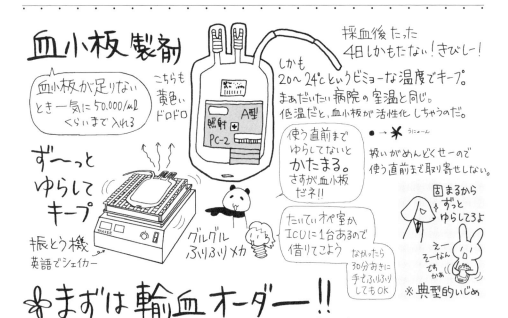

血小板製剤

血小板が足りないとき一気に50,000/μLくらいまで入れる

こちらも黄色いドロドロ

採血後たった4日しかもたない！きびしー！
しかも20〜24℃というビミョーな温度でキープ。
まあだいたい病院の室温と同じ。
低温だと、血小板が活性化しちゃうのだ。

● → ✳ うにゃーん

扱いがめんどくせーので使う直前まで取り寄せしない。

ず〜っとゆらしてキープ

振とう機 英語でシェイカー

グルグルふりふりメカ

使う直前までゆらしてないとかたまる。さすが血小板だネ！！

たいていオペ室かICUに1台あるので借りてこよう

なかったら30分おきに手でふりふりしてもOK

固まるからずっとゆらしてるよ
えーそーなんですかぁ
※典型的いじめ

✲ まずは輸血オーダー！！

輸血は副作用の多い治療方法なので**事前の準備**がすげえ多い & 医療的にも、事務的にもいろいろ面倒です。

それでも、

こりゃ輸血いるよな

もちろん必要なことなんですけどネー

本人に意識がなかったら家族になんとしてもOKをとろう 電話でもいいよ

……と思ったら

① すぐに **同意書** をとりつけましょう。

病院ごとに必ずテンプレートがあります。使いましょう。
☆ **副作用**のせつめい
☆ **感染リスク**のせつめい
☆ **宗教上** 輸血がダメな人達もいます
　　　　　（エホバの証人）

同意書には法的効力や根拠はないけど、ほぼ必須ですね

同意がえられないなら輸血は不可能です。たとえ死んじゃいそうでも。
実際の現場では輸血拒否されたらどーにもできないのでしかるべき大病院や大学病院にうつってもらうことが多いかな。

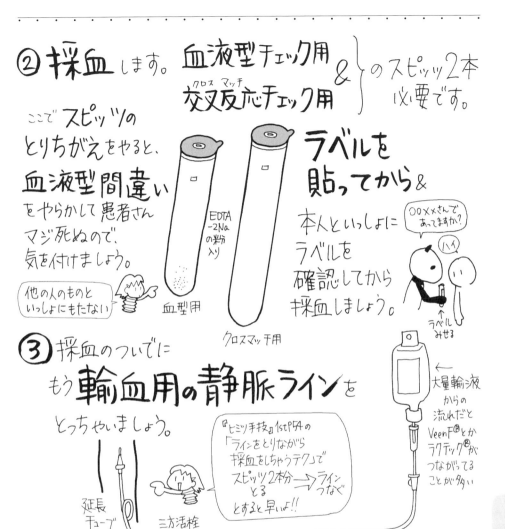

ポイント③ できれば **単独のライン**を使いたい。

→「他のクスリを入れるよーなトコロといっしょにすると、成分によっては血が固まっちゃうことがあるので出来るなら単独のラインで使う。」と必ずものの本には書いてあります。が！実際は側管から輸血入れまくってますよねー……。

これまでに報告されてる**輸血と混ぜたらキケン!!**だったクスリたち

- カルシウム含有のもの（ラクテック® とかVeenF® とか）
  → 血液中のカルシウムを クエン酸がうばうことで輸血の血は固まらないようになってます（抗凝固作用）。よってカルシウム入れたら台なしです。凝固します。
- ブドウ糖含有のもの（5%ブドウ糖液®とか）→ 赤血球が凝集して泥みたいになる
- ビタミン剤（ビタメジン®、ケイツー®とか）→ 赤血球製剤が黒く変色したらしい
- 抗生物質（ミノマイシン®、ケフリン®とか）→ 変色や凝固がおきた

他、いろいろ。

まあでも延長チューブのラインに含まれてるくらいのVeenF®やラクテック®が問題を起こしてるのは見たことありませんね。今までにこれらが入ってるものを流しているorさっきまで流していたようなラインでは、しっかり生食リンスしましょう。生食リンスはp156へ。

④ 輸血部に連絡します（おでんわ）

平日の昼間ならともかく、夜間や休日は検査科や輸血部も1人当直の病院が多いです。助け合いましょう。

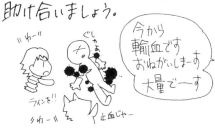
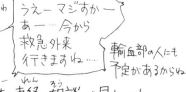

しかもだいたい そーゆー時にわざわざ来るのは重症です 大量の輸血が必要になる

今から輸血です おねがいしまーす 大量でーす

うえーマジっすかー あー 今から救急外来行きますね……

輸血部の人にも予定があるからね

報告・連絡・相談は早めにね。

①〜④は同時にやりましょう。時間がないからです。

〜You達、何型？血液型checkだ!!〜

平常時は検査科の皆さんが調べてくれますが、緊急時・一人しか検査技師さんがいない当直時などは医者といっしょに検査してダブルチェックすることもあります。

必ず2人以上でチェックしないとねー

まちがうと致命的なものだからね！あ、この致命的、ってのは比喩じゃなくて本当に死んじゃうよ！

❀とにかく怖い!! 血液型まちがい!!

「違う血液型を輸血しちゃダメ」というのは一般人でも知ってる有名な雑学ですネ。実際どのくらいヤバイのか、というと、今でも**本当に死にます。マジで死にます。**

もちろん、それを知らない医療従事者はいないし、わざと違う血液型を入れようと思う人なんていません。それでも、血液型まちがいが起こってしまうのは人間のミス(ヒューマンエラー)であるとりちがいがどうしても起こるからです。

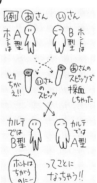
例 あさん いさん
本人A型 B型本人は
とりちがえ!!
いさんのスピッツ
あさんのスピッツで採血しちゃった
カルテではB型　カルテではA型
ホントはちがうのにー　ってことになっちゃう!!

いったん体内に入れちゃうと、回収不能です。そこが怖い。
たった10〜15mlでも 発熱、血尿、ショック、DIC、腎不全、急激な溶血反応 がおこります。

❀血液型のしくみ

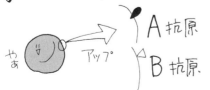
やぁ　アップ　A抗原　B抗原

赤血球の表面にはいろいろな突起が出ています。この中で一番有名なのがAとBです。

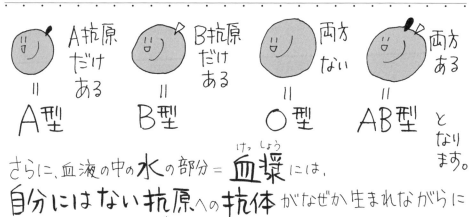

さらに、血液の中の水の部分＝**血漿**(けっしょう)には、**自分にはない抗原への抗体**がなぜか生まれながらにして自然にできています。

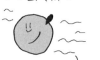

こいつがとてもやっかい

A型の人の血しょうには **B抗原への抗体（抗B抗体）** ができてる

B型の人の血しょうには **A抗原への抗体（抗A抗体）** ができてる

O型の人の血しょうには A抗原もB抗原もないので **抗A抗体 抗B抗体 両方あります**

AB型の人の血しょうには A抗原もB抗原もあるので 抗A抗体 抗B抗体 **どちらもありません**

	赤血球に		血しょうに	
	A抗原	B抗原	抗A抗体	抗B抗体
A	あり	なし	なし	あり
B	なし	あり	あり	なし
O	なし	なし	あり	あり
AB	あり	あり	なし	なし

なぜかこれらは自然にできるのだ。不思議だね。

これを表にするとこーなります

こっちを調べるのを **オモテ試験**

こっちを調べるのを **ウラ試験** といいます

ちなみにA抗原と抗A抗体が出会うと……

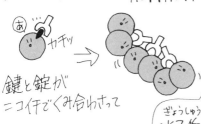

鍵と錠が
ニコイチでくみ合わさって

集まって固まります。

ぎょうしゅう
凝集
といいます

凝集があんまり進むと体中の免疫系ががっつり活性化して、補体が働きはじめ、今度は溶血します
血球パーン!!

つまり凝集と溶血が同時に起こります。どっちにしろ大ピンチです。

✿実際のやり方(オモテ試験) いるもの。

すぐ終わるのでマジ急いでる時はオモテだけでもマッハでやりましょう

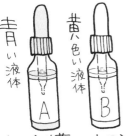

青い液体　黄色い液体
抗A試薬　抗B試薬

ガラスプレート

最近は使い捨てのプラスチックプレートが多い
絵具の使い捨てパレットみたい

つまようじ2本

① 患者さんの血をゲット

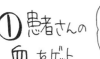

××○○さんね!!

絶対に本人確認すること!!

血型スピッツ
なかったら血算や血ガスのあまりの血でもいい

②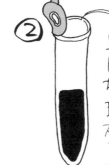

血液をほんのちょっとだけ取る
スポイトがあればスポイト2~3滴
つまようじの先にチョイと1滴
つけるだけでもいい

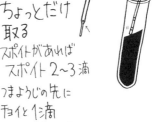

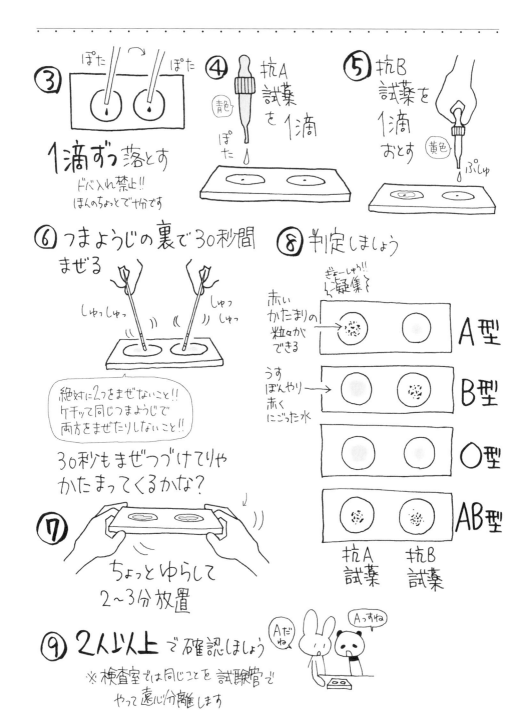

ウラは検査科の人しかやらないので簡単にご紹介

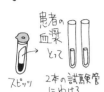
患者の血漿とって 2本の試験管にわける スピッツ

と

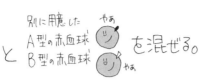
別に購入したA型の赤血球 B型の赤血球 を混ぜる。

オモテウラの結果が **ぴたりと同じ**だったらそこで血液型決定です。合わなかったらやりなおし。

他にもいろいろ。

赤血球の上には実は他にも**数百種類もの抗原**があって全部調べてたらキリないです。有名ドコロだけを調べます。

一番有名なのが **Rh-D** 抗原。 （俗にいう **Rhプラス・マイナス**です）

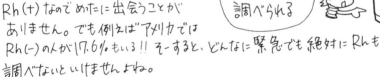

Rh-Dだけは血液型と同じよーにコレでさっさと調べられる

黒 / ブルーの液体

日本ではRh(+)の人が99.5%。Rh(-)が0.5%つまりほとんどの人がRh(+)なのでめったに出会うことがありません。でも例えば"アメリカではRh(-)の人が17.6%もいる‼︎ そーすると、どんなに緊急でも絶対にRhも調べないといけませんよね。

海外ドラマのERを見てるとアメリカの救急現場ではクロス・マッチを行う時間もないよーな緊急時は迷わずO型・Rh(-)の血を輸血してたりします。日本ではとても手に入らない血液です。

あとは**交差適合試験**（クロスマッチ）をして、固まるかどうかを見ます。患者の血液と、輸血するつもりの血液を実際に混ぜあわせてみて、凝集しなければ合格です。検査科さんいつもありがとー。

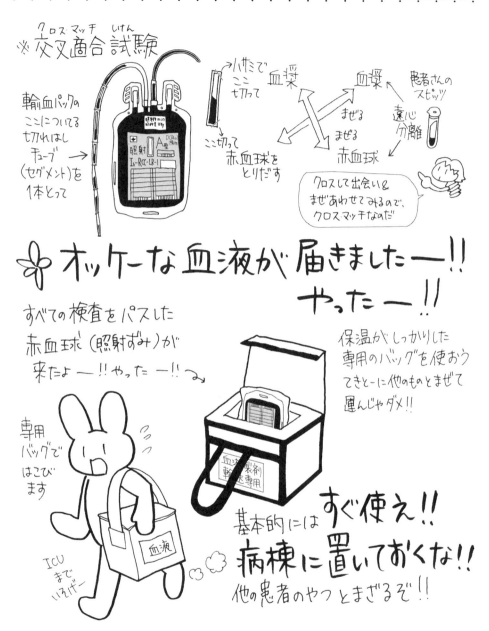

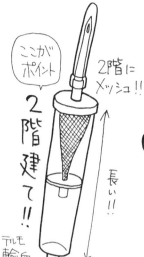
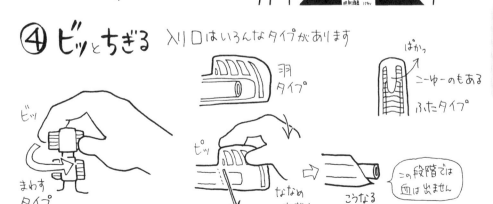

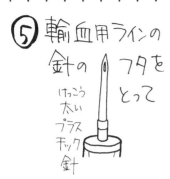
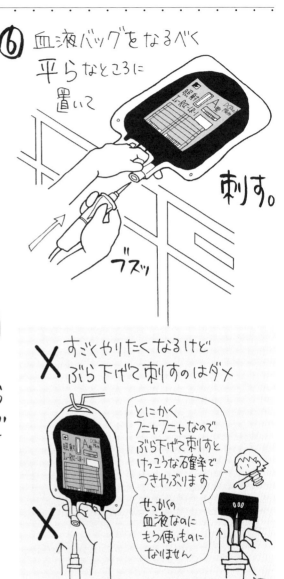
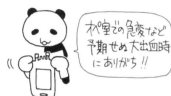
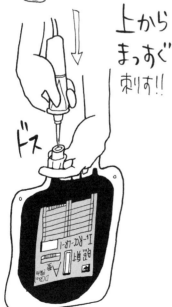

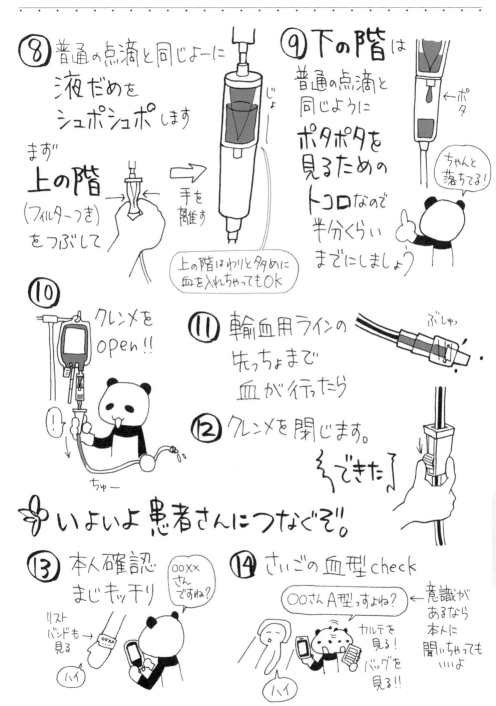

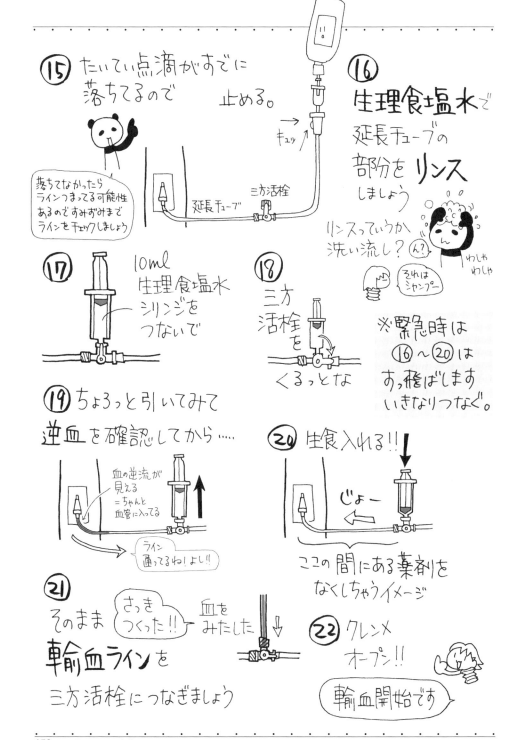

㉓ ダメな時は 血が体に入ってすぐ「なんかヤバイ感じ」が
出てくるので 最初の5分くらいは
患者さんのそばにいましょう

> 血が入ったトコロが痛い、悪感、胸痛、血圧低下、じんましん etc

> 血液型ミスなんてしてようもんなら 最初の数分で気付かないと 致命傷になります

㉔ 始めの15分は
アレルギー反応やショック症状が
出やすいので
最初の15分は **ゆっくり** 入れます

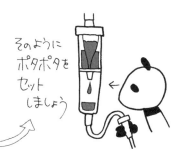

> そのように ポタポタを セット しましょう

| 最初の15分間は 1mL/分で!! | 輸血用ラインはたいてい 1mL≒20滴なので 3秒に1滴ですね |

㉕ 15分のところで 必ず見に行きましょう。
15分間大丈夫そうなら ひとまず安心です

> つまり 3秒に5滴 ポタポタ

㉖ 15分後からは 早くしていいです。マニュアル的には 5mL/分。
余裕のある輸血 は
赤血球 2単位 (約280mL) を
1～2時間 かけて落とす
ことが多いですね

> 余裕のない輸血は？

> バイタルが悪い＆ 出血ドバドバのまっさい中の時は **もっとずっと早く一気に ドバドバ入れます** 次ページへGO!!

🌸 余裕のない輸血って?

- 手術中の大量出血
- 出産時の大量出血 【特に分娩後】
- 外傷による大量出血

の時はそれこそ **ドバドバ出る血**に対抗するために

「赤血球20単位 & 血しょう20単位」とかオーダーして **ドバドバ入れ続けます。** 〈体中の血が2回くらい入れかわってる計算です〉

そうしないと**死ぬ**からです。
血圧がキープできないのだ。こういう時はこれまで慎重にやってきた様々な事を **すっとばして** ドバドバと入れます。

修羅場!!

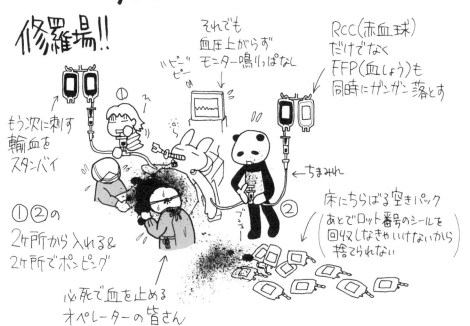

- もう次に刺す輸血をスタンバイ
- ①②の2ヶ所から入れる&2ヶ所でポンピング
- 必死で血を止めるオペレーターの皆さん
- それでも血圧上がらずモニター鳴りっぱなし
- "ピーピー"
- RCC(赤血球)だけでなくFFP(血しょう)も同時にガンガン落とす
- ←血まみれ
- 床にちらばる空きパック（あとでロット番号のシールを回収しなきゃいけないから捨てられない）

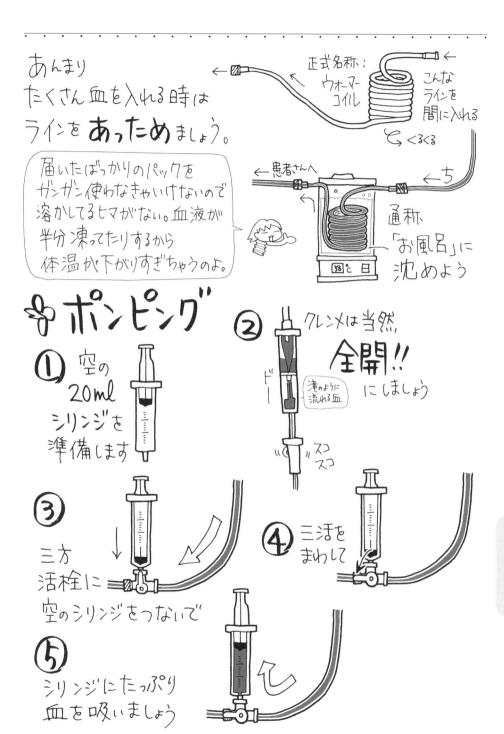

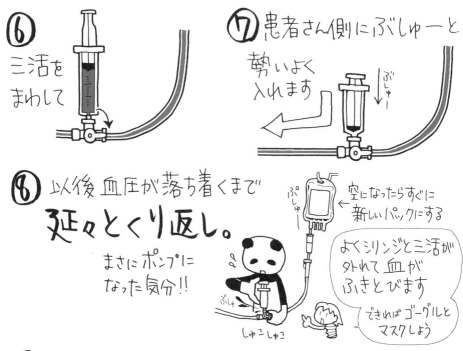

Column 輸血の歴史は失敗の歴史

輸血の歴史は失敗の歴史です。そもそも最初は子羊から血をとっていました。もちろん、動物から輸血された多くの人が死にました。国王や教皇など要人の命を助けるために、名もない庶民が血を抜かれて死に、輸血された要人も死に、妻を救おうと夫が血を提供するも死に、戦場で兵士同士が血を分け合って死んでいました。当時は**血液型の概念**も、**血の凝固を防ぐ方法**も、血液を介してうつる**感染症**の知識も何もなかったのです。血液型が合っていなければ、輸血の副作用であっという間に死にます。でももしたまたま血液型が合っていれば、患者さんは死の淵から生還します。症状は**劇的に改善**し、なにごともなく元通り生活することさえできるのです。当時の医学ではどうせ放っておいても出血多量で死ぬばかりだったでしょうから、藁にもすがる思いで輸血にチャレンジしていたのでしょう。

そんな多くの犠牲を経て「ん？　どうやら**動物の血は入れちゃダメらしいぞ**」「どうやら**血液型**という概念があって、違う血液型を入れると死ぬらしい」「どうしても免疫的に合わない血というのもあるようだ」「患者は助かったけど、血液提供者と同じ病気にかかっちまったぞ。こりゃ**輸血でうつる病気**があるみたいだ」という具合に研究が進んできました。現在の輸血の技術は数々の経験則の積み重ねによって作られてきたものであり、先人の多くの犠牲の上に成り立っているます。

そういう成り立ちですから、きっと今私が書いている方法も、**21世紀の野蛮な方法として白い目で**見られる日がすぐにでもやって来るのでしょう。まだ見つかっていない免疫反応やまだ見つかっていない感染症に対する配慮が全く足りていない、ひどく原始的な輸血方法に違いありません。いやきっと将来的には、拒絶反応も感染症もまったくない**完全な人工血液**が作られて、「輸血」という概念すら存在しなくなるのかもしれません。そんな日を夢見ながら、ねじ子は今日も七面倒くさい輸血伝票や血型伝票や交叉試験依頼伝票や輸血指示書や同意書や製造番号シールの整理をチマチマと行うのでした。

ねじ子のヒミツ手技

人工呼吸器

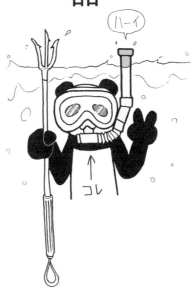

【人工呼吸器】

人工呼吸器は**ICUの代表的メカ**のような扱いを受けています。苦手意識が強い医療従事者も非常に多いです。入院中の患者さんが人工呼吸器導入になろうもんなら「えーっ！ 人工呼吸器!? 無理です！ うちの病棟では扱えませんよ！ ICUに転床になりますよね！ ね！ ね!?」と**鬼の形相**の師長さんがすっ飛んで来る病棟も多いのではないでしょうか。そのくらい「人工呼吸器は難しい」と認識されており、苦手としている医療従事者が格段に多い機械といえます。

その理由はひとえに、**メーカーによって名称が違いすぎる！** からです。もうこの一点に尽きます。モードの名称が機械によって全然違ったり（BiPAPってなに？ えっただの従圧式のこと？）設定しなきゃいけないものの名称も機械によって微妙に違うし（えっ呼吸回数と換気回数って違うの？）同じものを違う略し方で呼ぶし（PSとPSVとプレッシャーサポートって実は全部同じかよ！）新しいモードが出てきては消えるし（APRVって何よ…人生で初めて見たわ…）仕方ないから教科書で基本的な用語を調べようとしても、現場の状況に引きずられて**教科書ですら色々な名称が混ぜこぜ**に使われていたりします。戦国時代の国境線のように混沌としているのです。とても対応しきれません。

あまりに各社の差が激しいので、最近は「1つの病院では1種類の人工呼吸器に統一する」「せめて人工呼吸器のメーカーを1社に統一しよう」という動きすら出てきています。でもそうすると今度は、**シェアをなんとしても確立したい**メーカーによる必死の営業合戦の火蓋が切って落とされたりして（そりゃそうだ）、人工呼吸器をめぐる世界はいつだって混乱しています。

この本ではそんな魑魅魍魎が跋扈する人工呼吸器の世界を**極めて大ざっぱ**に紹介します。頭がまっさらのペーペーの新人研修医＆新人ナースさんが「は〜い、この患者さんよろしく！」と鬼畜上司に人工呼吸器の患者さんを突然任されたとき、**何とか一晩を過ごせる**レベルを目指しました。

これを読んでいる医療従事者の皆さんは、だいたいの流れをつかんだらもっと詳しい教科書を読んでくださいね！ 死ぬほどいっぱいありますからね！ これまでは目が滑っていた分厚い教科書も、なんとか食らいついて読破できるレベルにはなっていると思いますよ！

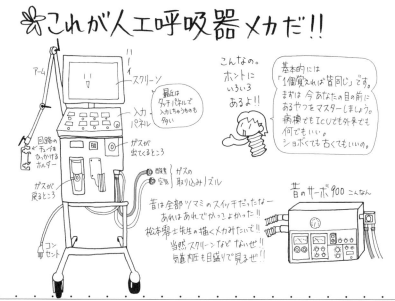

🌸 (今の)人工呼吸器最大の特徴

気道を密閉させて むりやり圧力をかけて空気を入れる。
「入れる」だけ!! つまり「息を吸う」のを代行しているのだ。

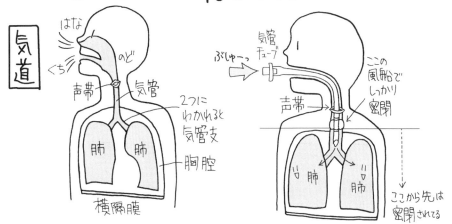

⇨ 圧力をかけて空気を入れ呼吸してもらうので
「陽圧換気(ようあつかんき)」とも呼ばれます。
これは気管内挿管によって気道を
完璧に密閉する技術が
上がったからできるワザです。

> 気管内挿管がよくわかんない人は
> 『ねじ子のヒミツ手技1st』の
> 気管内挿管の章を見てね!!

⇨ ちなみに「息を吐き出す」のはできません。出せない。
「吐く」のは自然にまかせてます。
患者さんに**自力で**やってもらうしかありません。

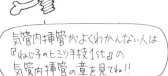

> だからあんまりパカパカ入れると
> 息を吐き出しきれず
> 肺の中にAirが
> たまりまくっちゃったりもします

※昔は体中に陰圧をかけることによって肺に空気が入る「陰圧換気」をやっていました。効率が悪いから今はなくなっちゃいましたが……

"鉄の肺"
① 中の空気をひっぱる
② 鉄のケースの中が陰圧になって
③ 肺に空気が入る

※さらに原始の人工呼吸器 ホントのいちばんさいしょはこんなの

鼻と口だけ出す
赤ちゃんをまるごと木の箱の中にいれる
医者がバキューム

〜まずはセッティングから〜

✿ コンセントを入れる!!

人工呼吸器は自分で呼吸できない人が使うもんですから人工呼吸器が**止まる**≒**死**を意味します。
停電でも落電でも大地震でも大津波でも動いてくれなちゃ困るのだ。

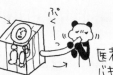

すげえアホみたいと思われるかもしれませんがけっこう大事です

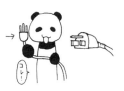

✿ 電源は非常用に!!

病院のコンセントにはいろんな色があります

白	2つ穴 3つ穴	家庭用と同じ。停電時は完全にストップする	・病室の患者さんの日常生活用・食堂 ・トイレ・洗濯機 ・ろうか など
	アースあり		
黒 かと思いきやチョコレート色らしい えっ!飯窪さん!?		非接地配線 (覚えないでいい) 白の仲間。停電時は終了する。落ちたら困るモノはつなぐなヨ!!	・電子カルテ ・ナースステーションのパソコン ・すぐ使いおわる検査機器(心電図・脳波)など

※普通のコンセントは漏電した時に周囲の他のコンセントもまき込んで死亡する。
でも病院ではそれをされると困るよね。よってオペ室やら ICU やら救急外来やらでは、
たとえ漏電しても遮断せず、警報をピーピーと鳴らすだけ、という作戦をとります。
その機能がついてるのが、この黒コンセントです。

非常用電源。
停電後、10〜40秒、間があいて
その後自家発電にきりかわるコンセント。

・内蔵バッテリーのあるメカなら
一瞬の停電は問題ないハズ。
・点滴ポンプとかモニターとか
多くの医療機器

※一瞬の停電で初期設定に戻るようなメカには注意が必要。
※入院中、病室で電動ひげそりやドライヤーを赤コンセントで使うのはやめましょう。
赤コンセントの容量をこえてアラームがなることがあります。

緑 　無停電電源、
一瞬も落ちずにバッテリー装置に
切りかわる。→その後自家発電へ。
電源の瞬断がない。

・一瞬でも落ちたら
困るモノだけつなぐ。
(生命維持の人工呼吸器や
体外循環など)

※病院によっては緑コンセントがないトコロも多いです。(瞬時特別非常電源（UPS)がない)
→赤コンセントで代用しましょう

今時の人工呼吸器はたいてい内蔵バッテリーがあるので
10秒程度の瞬断には絶えられます。よって
人工呼吸器は 赤 か 緑 につなぎましょう！

非常用電源には容量があります。何日もつか／何時間もつか、も病院によって
違います。「このメカは必ずこの色につなぐ」というルールが決まっている病院は
それに従ってください。

☆酸素はどこからとるの？

病院の壁の中には色んなタイプのガスのパイプが
はりめぐらされていて、壁の表面から
ノズルが出ています

中央配管とか
セントラル・パイピングとか
アウトレットとかいいます

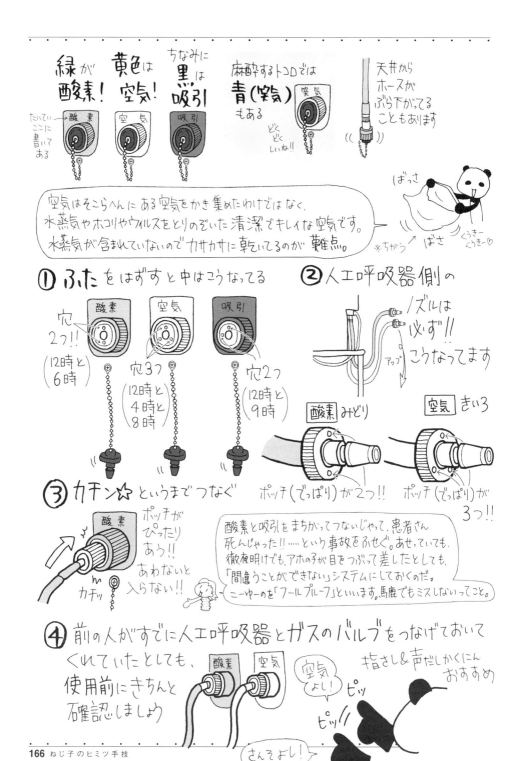

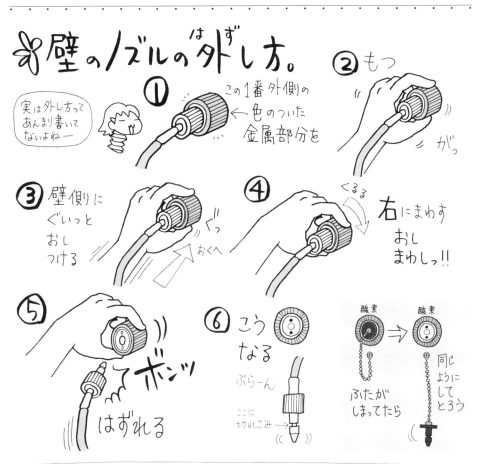

なんと！同じガスでもボンベは色が違う！

酸素ボンベが**黒**
二酸化炭素ボンベが**深緑**！ 注意！

高圧ガスボンベの色は「高圧ガス保安法」っていう法律で決まっています。コンビナート工場や重工業向けの法律。経済産業省の管轄です。病院の現場とはぜんぜんちがうのだ。注意！

「CO_2ボンベなんてどこにあるの？」 見たことないよー

オペ室だよ。腹腔鏡オペの時、お腹をCO_2でふくらますのだ。

腹腔鏡手術が始まり、CO_2ボンベが医療現場に入ってきました。それ以来、酸素だと思って緑色のボンベ（CO_2）を患者さんにつないでしまい、患者さんが**死んじゃう**事故が多発しています。おそろしや〜

オペ後、患者さんをストレッチャーにうつす時に、ストレッチャーのここに入れてる酸素ボンベが「しまった！空っぽだ!!」と気付き、あわてて目に付いた「緑色のボンベ」をストレッチャーにのせてしまう例が多い。ていうかこのパターンばっか。

我々は 緑（イコール）＝酸素の色（イコール）＝安全。とすりこまれているのだ……

ボンベに大きい字で「二酸化炭素」と書いたり、ノズルの形状を変えたり、メーカーは色々頑張ってくれてますが、**あせってる時はすべてぶっとぶ**。必死で緑のボンベを使おうとさえしてしまうと思う。「このヒューマンエラーは、ボンベの色を変えない限りゼロにはできない」と私は思っています。それくらい我々医療従事者は、緑＝酸素と思い込んでいる。ちなみにこれは日本特有の事故です。アメリカは（ボンベも含めて）O_2の色はオール緑。日本もそうするべきだとねじ子は思うけれど、管轄省庁が違うせいか、まったくうまくいってません。

気を付けるしかない。むむむ。

～回路の組み立て～

回路ってなんじゃらほい。人工呼吸器と、人間の口とをつなぐチューブの部分のことです。

🌀チューブの部分ってこんなん。

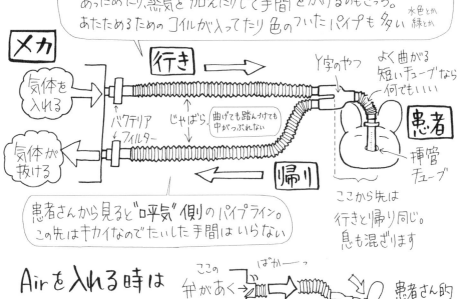

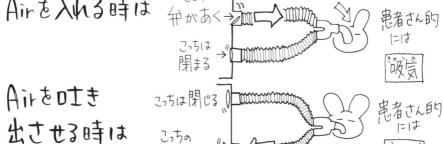

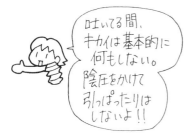
本来のチューブは
これだけでOK
のはずですが……

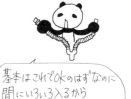
基本はこれでOKのはずなのに
間にいろいろ入るから
めんどくさくなるのだ

✽あたためとしめりけが必要なのよ。

人工呼吸器に送られてくる気体は、
「酸素」ならば100%さんそ、「空気」ならば78%ちっそ＆21%さんそです。

水分＝水蒸気(ミュール)はいっさい含まれていません。
しかも！口や鼻で呼吸する場合はここらへんで
　　　　　　　　　　　　（口、鼻、のどのあたり）

体温ぐらいにあたためられ＆水分を加えられて
肺に入るはずなのに、
人工呼吸器＋挿管チューブだと
そこがショートカットされてしまいます。

⇒ **あったある**（37℃くらいに加温）
　＆
　しめらせる（てきとーに蒸気を加える。加湿）

必要があります。方法は**2つ!!**

(1) 行きの回路の中にお湯の沸いたやかんを
入れる。 昔はこれしかなかった

しゅぽー

(2) **人工鼻**という名前の
フィルターをつけて
患者さん自身の吐く息から
水蒸気と熱をためる ― 現在の主流

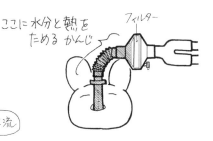
ここに水分と熱をためるかんじ
フィルター

まずは一番シンプルな**人工鼻**タイプからやります。

❀準備するもの・人工鼻編

ホース2本　人工鼻なら行きも帰りも同じ　　ディスポーザブル（使い捨て）が主流です

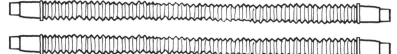

Yピース

穴あり

穴なし

人工鼻ならシンプルな穴なしのやっていい

一体型!!

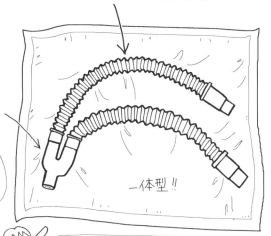

バクテリアフィルター2個

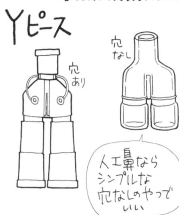

最近はYピースとホースがすでに組まれた状態でまとめて滅菌パックに入ってます。まじべんり。

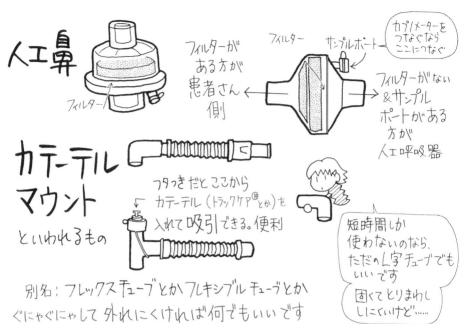
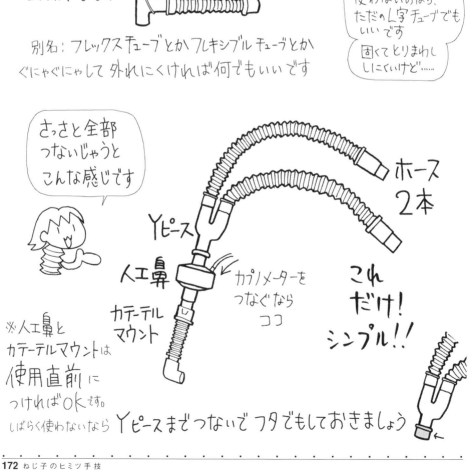

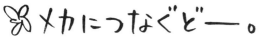メカにつなぐどー。

① 気体が出てくるトコロ（吸気口）と気体が帰っていくトコロ（呼気口）に **バクテリアフィルター** をくっつけます

※人工呼吸器のキカイの中にフィルターが内蔵されてるタイプならこれらは不要です

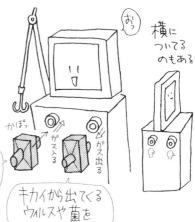

キカイに入っていくウイルスや菌をへらす

キカイから出てくるウイルスや菌をトラップする

② チューブをつなぎましょう。

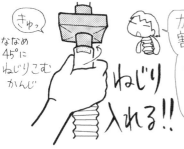

ななめ45°にねじりこむかんじ

ねじり入れる!!

力を入れすぎて割らないように注意

ヒビが少しでも入ったらそのパーツは全取りかえです

③ ここのホルダーに

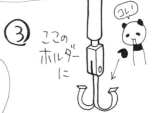

コレ!

④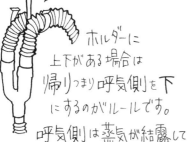

チューブ2本をひっかけておきます。

ホルダーに上下がある場合は帰りつまり呼気側を下にするのがルールです。

呼気側は蒸気が結露して水がたまりやすい → 水が落ちていくように下にします。

くわしくはこのあと「加温加湿器入り回路」でどーぞ

⑤ まずは人工呼吸器の**電源**を入れてみましょう

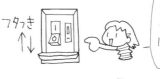

ひっかけて電源を落とさないように、カバーがついてたりけっこう見えにくいトコロにあったりします

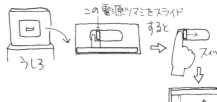

フタつき

うしろ

この電源ツマミをスライドすると

スイッ

フタが上がってしまう

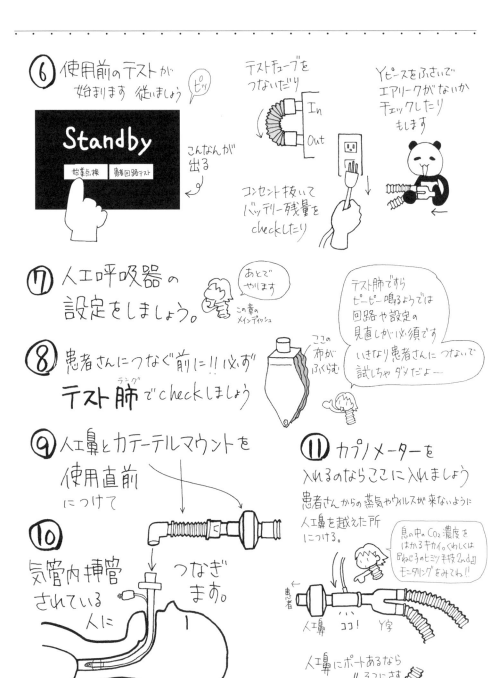

人工鼻は、とっても便利で楽ちんなのでねじ子も大好きなのですが、たまに **使っちゃダメな時** があります。【例】・タンや鼻くそがやたらとつまりやすい場合・血を吐きまくってる・低体温

そんな時は昔ながらの **加温加湿器** を使います。
ちょっとゴチャゴチャしてめんどくさくなる。

🦋 加温 & 加湿器を入れる場合

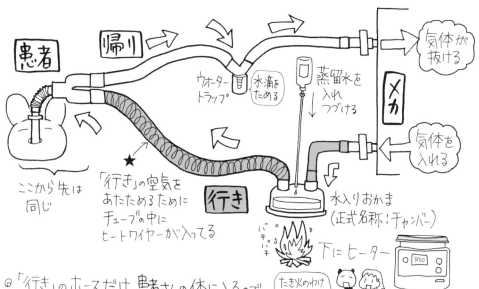

① 「行き」のホースだけ、患者さんの体に入るので
加温と加湿 の必要があります。
「帰り」は 知ったこっちゃねぇ。

② 上手に加温するために、各地に **温度センサー** が必要になります。
⇨ 温度センサーケーブルを2ヶ所(★のチューブの入口と出口)につける!!

③ ヒートワイヤーをあたためるためには当然、電気が必要です
⇨ **電気ケーブル** がいる!!

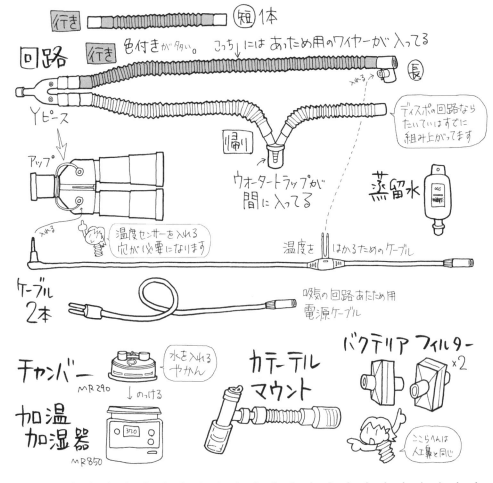

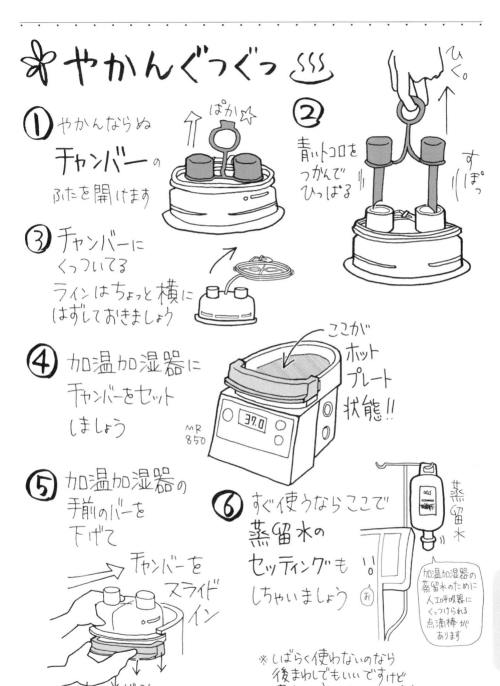

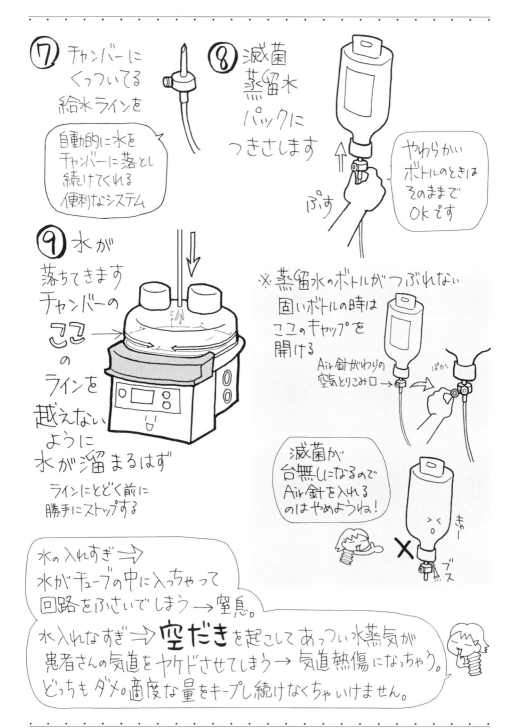

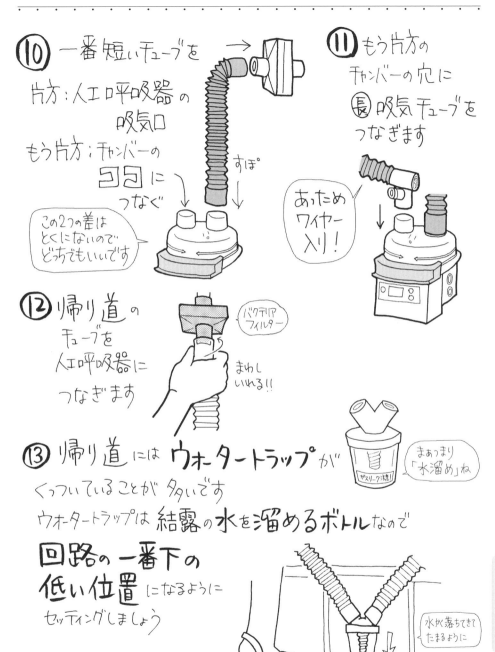

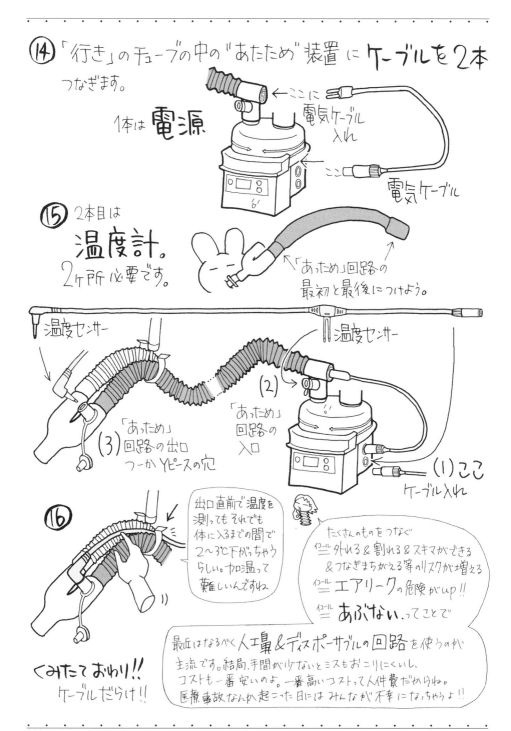

～みんな大嫌い！設定のおはなし～

❋ いちばん単純明快な人工呼吸器 パラパック®

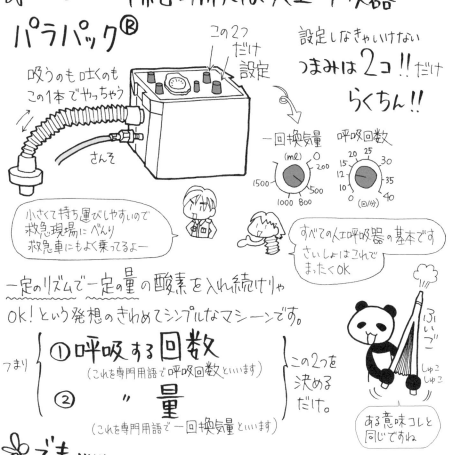

一定のリズムで一定の量の酸素を入れ続けりゃOK！という発想のきわめてシンプルなマシーンです。

つまり {
① 呼吸する回数（これを専門用語で呼吸回数といいます）
② 〃 量（これを専門用語で一回換気量といいます）
} この2つを決めるだけ。

❋ でも……

一定の量を何も気にせずにパカパカと入れ続ける。その気体の"量"が少ない場合はいいのですが、気体の量が多すぎると、息を吐き出しきれなくなります。吐き出しきれなかった気体はどんどん肺に

たまっていき…空気を入れすぎた風船のように｛パーン!!｝します。

ヤバイです。気道の中の圧力をあんまり上げすぎちゃうとヤバイ。
よって次に ③**気道の中の圧力**をチェックできるメカが生まれました。

＞これを**気道内圧**っていいます。
「密閉された気道の中の圧」ってこと。

今現在病院に存在している**すべての人工呼吸器**は、
この**3つのつまみ**の人工呼吸器の**派生**であり、**発展形**にすぎません。
いろんなトコロを細かく微調整できるようにしただけです。

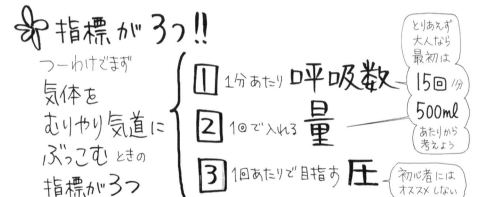

❀ **指標が3つ!!**

つーわけでまず
気体を
むりやり気道に
ぶっこむときの
指標が3つ
あるわけです。

｛
① 1分あたり **呼吸数** ── 15回/分
② 1回で入れる **量** ── 500ml
③ 1回あたりで目指す **圧** ── 初心者にはオススメしない
｝

とりあえず
大人なら
最初は
15回/分
500ml
あたりから
考えよう

① 呼吸数

普通の人の1分あたりの呼吸数はいくつくらいでしょう？

うーん
忘れちゃった

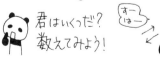
君はいくつだ？
数えてみよう！
すーはー

だいたい
15回くらい
かな？

※ 大人の正常呼吸数 ｛12回以下だと呼吸数少ない（徐呼吸）
12〜20回/分　　　 24回以上だと呼吸数多い（頻呼吸）｝といわれています

人工呼吸器の **呼吸数** の設定も「正常と同じ呼吸数」でいいです。
よって まず最初は **12** 回/分か **15** 回/分にしましょう。

> 12回/分だと、60÷12=5 つまり **5秒間に1回** ぶしゅー、 割りきれて
> 15回/分だと、60÷15=4 つまり **4秒間に1回** ぶしゅー、 計算が楽ちん。
> ねじ子は大人ならまず15回にするのが好きです。

2 入れる量 — Tidal Volume とかいう。略してVt

1回で入れる気体の量のめやすは、患者さんの
肺の大きさによって決まります。でも
肺の大きさなんてすぐにはわかんないよね。
よってまずは **体格** によって決めます。

⇒ とりあえず体重 **1kg** あたり **10mL**。つまり
　　体重 **50kg** のヒトは **500mL** と覚えましょう。

えっ体重で決まるの!? 肺の大きさって…

さぁ **自分** の1回換気量を計算しよう！救急など、患者さんの
体重がわからない時は、患者さんの **見た目** から「この人は
大きい。私より重そうだ」「このおばーちゃんはどーみても私より小さい」
などと考え、「体重はだいたい ◎kg かな!?」と予想しましょう。
そこから ◎×**10mL** して、換気量を **エイヤッ** とてきとーに
決めましょう。

> てきとーって またまたー 嘘でしょー？

> もちろん正確にはもっとちゃんとした式があるよ。(次ページ参照)
> でも、救急で突然呼吸止まった人に計算をやってるヒマはないんだ。
> よって、そこまで正確じゃなくてもいいから、まずは迷いなく瞬時に
> 換気量を決めて、人工呼吸器を始める必要があるのさ。

※あまりのデブとかあまりに細いと、体重が参考になりにくくなります。
→ 身長から「理想体重」を計算して、それを入力します。

♂ : 50 + 0.91 × (身長(cm) − 152.4) kg
♀ : 45.5 + 0.91 × (身長(cm) − 152.4) kg

これは美容や健康における 理想体重とは全然ちがうので
そこんとこヨロシク。へろんとこヨロシク。

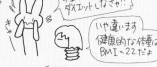

さあ自分の身長で計算だ!!

例 150cm ♀ なら 45.5 + 0.91 × (150−152.4) = 43.3 kg が理想体重。
一回換気量を 10ml/kg にしたいなら、43.3 × 10 = <u>433 ml</u> になります。→ 430ml にすれば OK!

以上をふまえて、エイヤッと適当に
決めましょう。**迷ったら 500ml にしましょう。**

なーに、やってみて
後で少しずつ
変えていけば
いいのです。

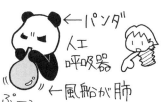

← パンダ
← 人工呼吸器
← 風船が肺
ぷー

換気量は教科書的には
8〜10ml/kg（肺疾患なら 6〜8ml/kg）

ちなみに、1回換気量は
多すぎるよりは 少なすぎる方が
よいと言われています。
肺がパンクしたら困るしね。
だから迷ったら少なめにしよう。

③ 圧をかけるって？

圧力は急にドバッとかけても奥まで伝わらないことが多いです。
肺の先端「肺胞」は風船みたいなものです

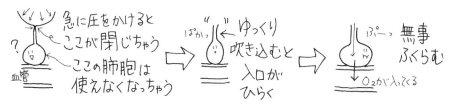

? 血管
急に圧をかけると
ここが閉じちゃう
ここの肺胞は
使えなくなっちゃう

⇒ ぱかっ ← ゆっくり
吹き込むと
入口が
ひらく

⇒ ぷー 無事
ふくらむ
O_2 が入ってくる

ふくらんでいない風船をふくらませていくには
**ゆっくりじわじわ
圧をかけましょう。**

浮き輪だって
ここの弁があいてないと
いくらがんばって
息を吹き入れたって
ムダでしょう？

昔は"ふいご"と同じように1回あたりの入れる量だけ決めて
機械的にパカパカと入れていました。でもそれだと実は

- 風船がふくらみすぎてた。
- 風船が実は板みたいに固かった。

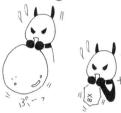

という場合に、風船の中の圧力が高くなりすぎて
パンッ!! とパンクしてしまいます。

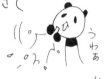

⇒ 肺がパンクすると**気胸**になります。大ピンチです。

⇒ さらにそれでもずっと換気し続けていると
開いた肺の穴からAirがもれつづけて…

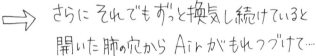

⇒ **緊張性気胸**になります。
これは**マジでやばい**。
すぐに死にます。

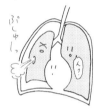

そこで
⇒「**気道の中の圧力**をモニターしよう!」という発想が生まれました。
① 普段は量を決めて入れてる(**従量式**)けど、ある程度
圧力が上がっちゃった時は危険だからSTOPする。

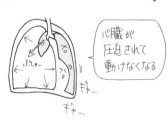

気道内圧が35cmH₂O越えちゃったよー
やべー。一回換気量下げるか

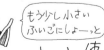

……という使い方もできますし、

②はじめから「この圧力になるまで入れる」っていうやり方、
「圧力に従って気体を送り込む」という設定もできます。

圧力をじわじわと⇅上げて、
気道内圧が [いくつ] になったら
　　　　　↑ここを決められる。
空気入れるのやめる、というシステムです。

圧力に従う、ので
従圧式の換気といいます
じゅうあっしき

⇒ この**従圧式**にした場合、
「結局、1回あたりどのくらいの量が入っているのか」つまり
一回換気量が**さっぱりわからない**という
最大の難点があります。

同じ高い圧をかけても
肺が固いと
実は全然入ってない

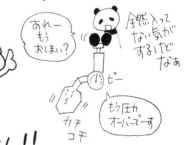

あれー
もう
おしまい？

全然入って
ない気が
するけど
なあ

もう圧力
オーバーです

カチ
コチ

ピー

⇒ やってみるしかありません!!
やってみてから微調整!! あとから変えよう!!

一回換気量がきちんと出てるかどうか、
きちんとcheckしながら使いましょう。

これをめんどうくさがって
従圧式を使わない人も
多いです……私のこと

※気道内圧の単位は <u>cmH₂O</u> です。独特だね。

たぶん昔は回路から分けて
水で測ってた

回路の中だから
水銀とか使えないの

❁ で、実際どんくらい換気してんの？

従量式ならば (量) × (呼吸回数) ＝(イコール) 1分あたりの呼吸量

これで「ちゃんと換気できているか」を判断します。

> これを専門用語で**分時換気量**といいます。
> 英語で MV (minute Volume)

従圧式ならば分時換気量はやってみないとわかりません。人工呼吸器が測ってくれてるので check しましょう。（前ページで描いたように）

⇒ どちらにしても、(少なめの量) × (呼吸回数を多め) にして、分時換気量をかせぐのがオススメ!! とされています。一応。

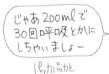

じゃあ 200ml で 30回呼吸とかにしちゃいましょー
パッカパッカと入れちゃいましょーよ

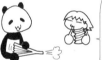

うーん、でもそうすると息を吐ききれなくなっちゃう。吐くのは患者さんの自力だからね。時間もかかるのだ。

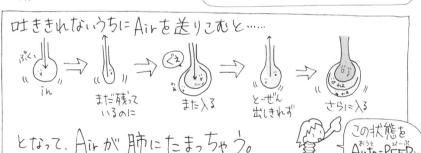

吐ききれないうちに Air を送りこむと……

ぷく、in → まだ残っているのに → ぐえ また入る → とーぜん 出しきれず → さらに入る

この状態を Auto-PEEP（オートピープ）といいます

となって、Air が肺にたまっちゃう。

よって、呼吸の回数は増やせばいいってもんでもない。「**息を吐く時間**」を必ず取ってあげないといけないんです。

〜まったく自発呼吸のない人が運ばれてきたよ!!〜

まずは、<u>まったく自発呼吸がない人</u>について考えてみましょう。
機械で完全に！100％！呼吸をさせてあげなきゃダメですね。

例
- 手術中など麻酔中のヒト（麻酔で自発呼吸を止めちゃってる状態）
- 窒息後、おぼれた後、首つりや首しめ後 など　・薬物中毒
- 脳死で自発呼吸なし・心肺停止患者さん　・急性アルコール中毒
- 残念だけどどう見てももう死体では？うーん…。って思うけど全力で蘇生が必要なヒト etc

① 気管内挿管をします。

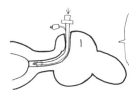

くわしいやり方は『ねじ子のヒミツ手技 1st Lesson』気管内挿管の章を見てね!!

② できました。

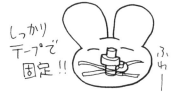

しっかりテープで固定!!
ふわー

③ 最初は手もみで換気します

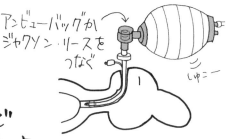

アンビューバッグかジャクソン・リースをつなぐ
しゅこー

🌸 基本は"手もみ"で OK なのよ

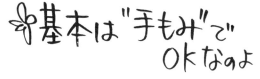

まずは「手でもむ」のが基本です。手でモミモミしていれば気体を入れる量も、圧力も自在にコントロールできるでしょ？

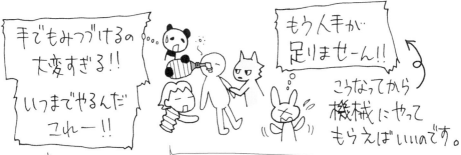

手でもみつづけるの
大変すぎる!!
いつまでやるんだ
これー!!

もう人手が
足りませーん!!

こうなってから
機械にやって
もらえばいいのです。

この患者さん
けっこう長生き
しそうだぞー!?

手もみの方が楽っていう状態なら
躊躇なく手もみを続けりゃいいの。
人工呼吸器なんていらない。
機械は使われるもんじゃなく使うものヨ

人工呼吸器に
つなぐかどうかの
判断は
慎重にね!!
一回つけると簡単には
外せなくなっちゃう!!

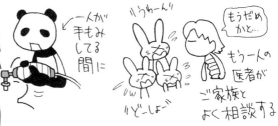

一人が手もみしてる間に

もうだめかと…

もう一人の医者が
ご家族と
よく相談する

※くわしくは『ぐっとくる体のみかた』の「死亡判定(お看取り)」と
この本のラストの「脳死判定」を見てくれ。

④ 手でパカパカしている間に、みんなが大嫌いな
人工呼吸器の設定をしましょう。

人工呼吸器のセッティングがまだできてない時も、
手もみしてもらってる間にセッティングをしてしまおう!!

人工呼吸器

❀人工呼吸器の設定を入力しよう!

完全にキカイで呼吸させるフルサポートの場合、さっきやった一番かんたんな人工呼吸器と同じでOKです。つまり「ふいご」と同じ。

- [1] 呼吸回数
- [2] 一定の量をたえずパカパカ（従量式。英語で **VC**）ボリュームコントロール
- または
- [3] 一定の圧までたえずパカパカ（従圧式。英語で **PC**）プレッシャーコントロール

[1]と[2] または [1]と[3] を決めましょう。
[2]と[3]はどっちでもいいです。好きな方で。

まずは私の趣味で [2]量 でやります。ねじ子は **VC**（ボリュームコントロール）が好きです。かんたんだから。

→ その場合、[1]回数 と [2]量 を決めましょう。

> なんせ単純馬鹿だからね!!
> ていうか PC（プレッシャーコントロール）使ったことありません
> それでも なんとかなるよ

> 実際のところはざんてーてきに
> これでやってみて、様子を見て、
> あとから微調整するつもりでいよう

> 回数と量はどーやって決めるんでしたっけ？

2つだけ決めればOK。
さっきのパラパック®だったらこれでおしまい!!

大人なら まずは
- 回数：15回
- 量：10ml/kg
（つまり50kgのヒトなら 500ml）

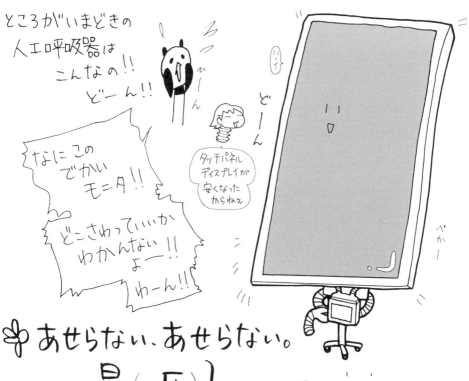

あせらない、あせらない。

そう、まずは **量(or圧) / 回数** を決める場所だけを覚えましょう。あなたがこれから使う、目の前にあるやつで結構です。

まずは君の目の前にあるやつを覚える。
あとはその応用だ。
1個覚えればだいたい他のやつにも対応できるよー。

たとえばサーボ®なら

① ここ★を押すと モードの選択画面が出てくる

② 従量式（VC）を選ぼう

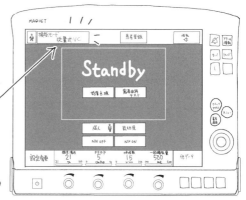

③ まずは **回数**／**量** を決めて、この2つを入力する場所だけを覚えるんでしたね!!

こんな画面になります

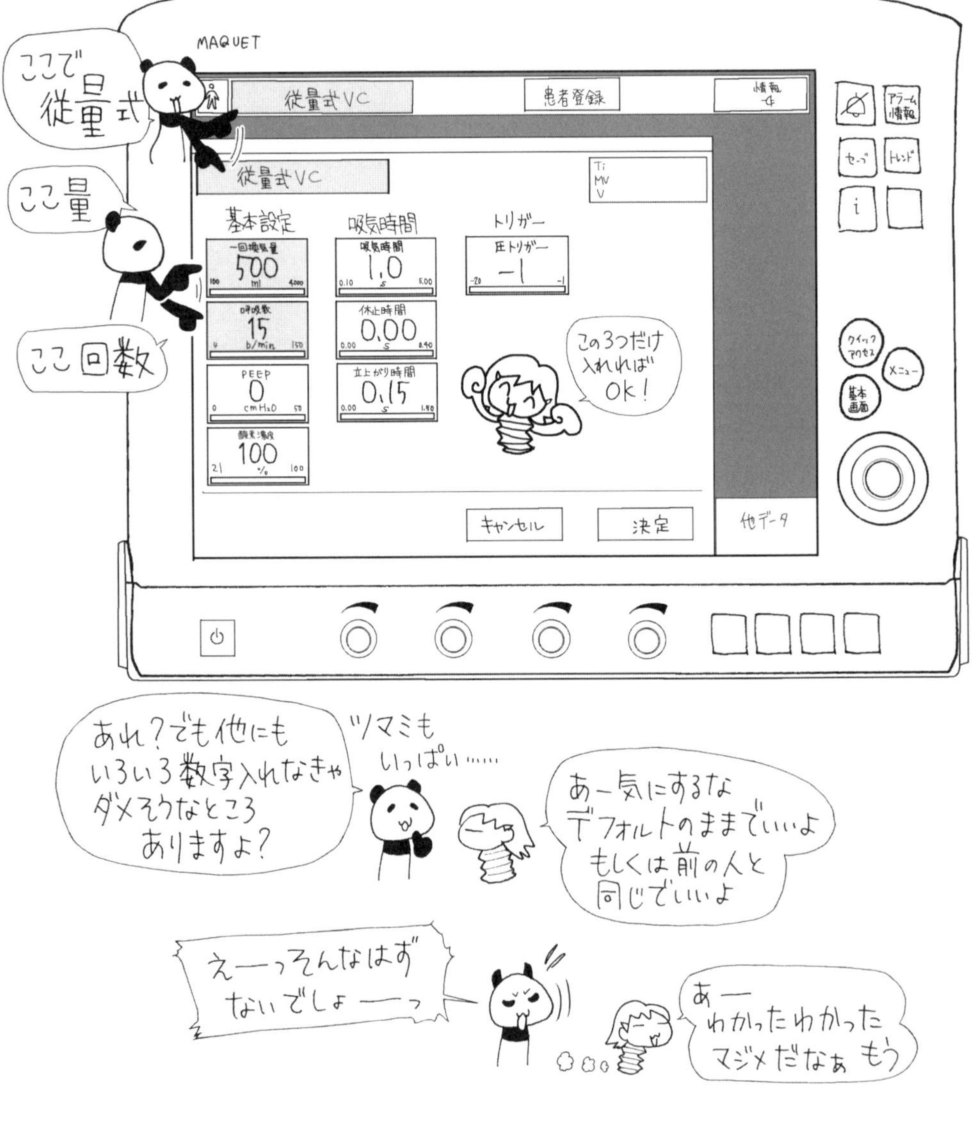

ここで従量式

ここ量

ここ回数

MAQUET

従量式VC　　患者登録　　情報

従量式VC

基本設定　　吸気時間　　トリガー

一回換気量 500 ml
呼吸数 15 b/min
PEEP 0 cmH₂O
酸素濃度 100 %

吸気時間 1.0 s
休止時間 0.00 s
立上がり時間 0.15 s

圧トリガー -1

Ti / MV / V

この3つだけ入れればOK!

キャンセル　　決定　　他データ

あれ? でも他にもいろいろ数字入れなきゃダメそうなところありますよ?

ツマミもいっぱい……

あー気にするなデフォルトのままでいいよもしくは前の人と同じでいいよ

えーっそんなはずないでしょーっ

あーわかったわかったマジメだなぁもう

〜おまけ1・PEEP(ぴーぷ)という概念〜

PEEPという概念があります。なんだか楽しげな響きですね。
Positive End expiratory Pressure (呼気終末陽圧) の略です。
PEEPはちょっとこれまでと発想が違います。
気管内挿管されてムリヤリ気体を送りこまれている
「人工呼吸器」の呼吸では、

ほっとくと気道がつぶれちゃう！
ほっとくと肺胞もつぶれちゃう！

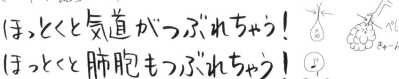

一回ぺしゃんとつぶれちゃった浮き輪は　もう一回ふくらますのけっこう大変

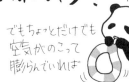
でもちょっとだけでも空気がのこって膨らんでいれば　入口が開いてるかんじでそこからまたふくらますのはけっこう楽!!

⇒ ある程度持続してほんの少しのプラスの圧力を
　かけ続ける方がいい（気道がつぶれない、死腔が減る）
　とされています。

⇒ 息を吐き終わったトコロでも気道内圧を⓪にはせず
　持続して陽圧をかけておく　たいてい 5cmH₂O くらいです
　これをPEEPといいます。

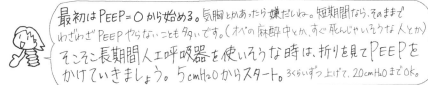
最初はPEEP=0から始める。気胸とかあったら嫌だしね。短期間なら、そのままでわざわざPEEPやらないことも多いです。(オペの麻酔中とか、すぐ死んじゃいそうな人とか)
そこそこ長期間人工呼吸器を使いそうな時は、折りを見てPEEPをかけていきましょう。5cmH₂Oからスタート。3くらいずつ上げて、20cmH₂OまでOK。

⇒ どんなモードでもPEEPは使える。プラスして使おう！

〜おまけ2、酸素、どのくらい入れる？〜

今わたしたちが吸っている
ナチュラルな空気はこんな感じです

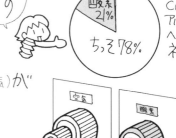

1%ほんの少し
その他いろいろ
CO₂
アルゴン
ヘリウム
ネオン
etc

酸素 21%
ちっそ 78%

人工呼吸器 には
緑チューブ(酸素)と黄色チューブ(空気)が
送り込まれています。
緑チューブから出てくる酸素は
100%酸素 です。
空気を混ぜることで

酸素の濃さを調整する ことが可能です。

これを F_IO_2 と表現します。　空気と同じ21%酸素 → $F_IO_2 = 0.21$

これより下にすることは 絶対にありません

100%酸素なら → $F_IO_2 = 1.0$ と表現します。

　最初は $F_IO_2=1.0$ つまり 酸素100% から始めることが 多いです。まあ呼吸がダメで酸素のとり入れがまるでできてないからこそ人工呼吸器始めるわけですからね。当たり前だね。100%からどんどん下げていけばいいのです。

ところが!! ずーっと100%酸素を吸っていると

それはそれで肺に悪いことが知られています。

※理由1 100%酸素だと肺胞で全部一気に吸収されて 肺胞がぺしゃんこにつぶれてほう

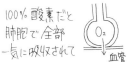

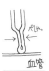

実はちょっと吸収されないガス(つまり窒素)が残っていた方がいい

※理由2 あまりに高濃度の酸素には細胞毒性があります。俗にいう活性酸素ってやつね。フリーラジカル(スーパーオキサイド)が肺の血管内皮をぶっこわしちゃう。

100%酸素を8時間以上吸うと肺障害が出はじめると言われています。

ラットに72時間以上100%酸素を吸わせつづけるとほとんどが死んじゃうそうです。

⇒ 人工呼吸器を2~3日使うなら酸素濃度を少しずつ下げていきましょう。酸素化がイマイチなら呼吸回数UP↑とかする。

⇒ まあ60%くらいまでは下げたい。(つまり$FIO_2 = 0.6$)
できれば50%以下にしたいところだなあ。(つまり$FIO_2 = 0.5$)

48~72時間以内に50%まで下げるのが目標。まあ実際は1週間くらいまではいけるけどね

35%以下にしてもPaO_2が90mmHgより上をキープできてたら人工呼吸器やめられるかもしれない!!……という感じです。

~おまけ3・息を吸うのにかかる時間~

最近の人工呼吸器はそんなことまで設定変更できるんだねぇ……。そんなの機械が勝手に決めてくれていいのにねぇ……。とねじ子のようなアホな素人は思ってしまいますがこれも時代の流れ。

人間、普通に息を吸うのはあっという間で、

たいてい **1秒くらい** で全部吸ってしまいます。
口吐くのは もっとゆっくり口吐くけどねー。つーわけで
「吸気時間」を聞かれたら、ままずは **1秒** にしておきましょう。
「吸気：呼気」の時間の比率（I：E比）を聞かれたら、**1：2**
にしておきましょう。

> 実際は呼吸数20回なら1回の呼吸サイクルは60÷20＝3秒間。
> このうち1秒吸う：2秒吐く、にしている。よってI：E比は1：2。これデフォルト。
> 呼吸数15回なら1サイクルは60÷15＝4秒。1秒吸えればいいので、
> 1秒吸う：3秒吐く → I：E比なら1：3と設定すりゃいいです。

以上！おまけの3つをふまえて!!

量コントロール（VC）の完全メカ呼吸ではこんな感じで
　　セッティングします

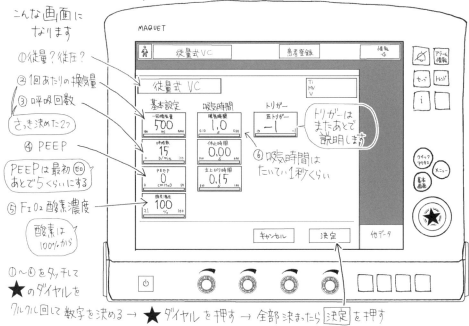

こんな画面に
なります

① 従量？従圧？
② 1回あたりの換気量
③ 呼吸回数
　[さっき決めた2つ]
④ PEEP
　[PEEPは最初⓪
　　あとで5くらいにする]
⑤ FIO₂ 酸素濃度
　[酸素は
　　100%から]

①～⑤をタッチして
★のダイヤルを
クルクル回して数字を決める → ★ダイヤルを押す → 全部決まったら[決定]を押す

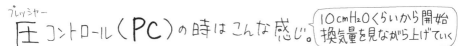

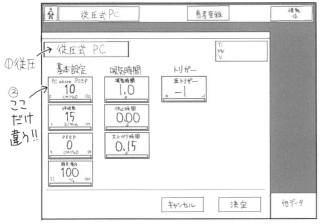

たとえば ニューポート
ベンチレータ E360® なら

あ、別の人工呼吸器 だ

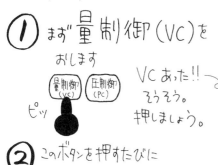

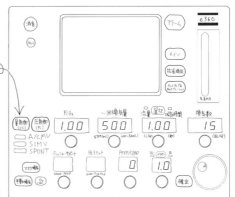

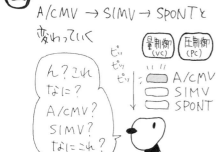

⇒ A/CMV を選びましょう

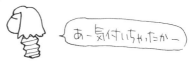

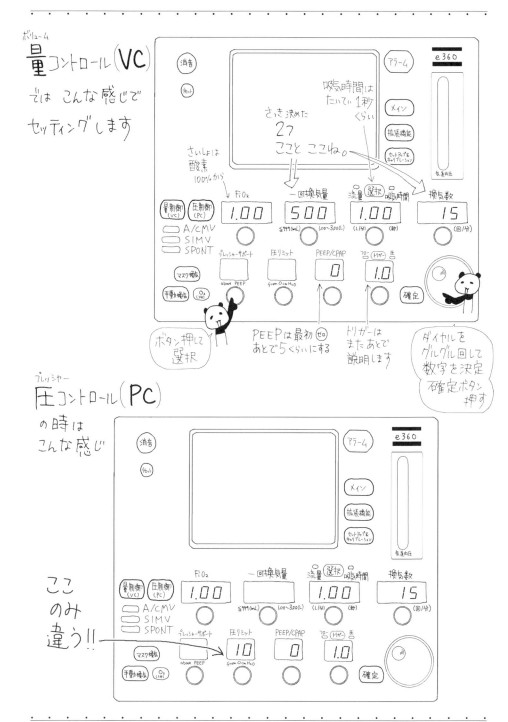

🦋 モードって？東京モード学園？

「人工呼吸器が何を基準にどれだけ気体を入れるか」ってのを専門用語で **モード** っていいます。

さっきから言ってる 完全メカ換気 のことを、

<u>c</u>ontrolled <u>m</u>echanical <u>v</u>entilation 略して CMV といいます。

さて CMV をさがしてみよう!!

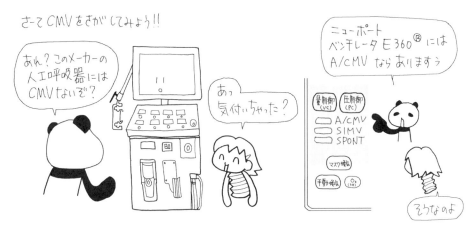

この完全メカ換気は 絶滅危惧品種 です。もう今はほとんどありません。

かわりに A/CMV と書かれてたり A/C と書かれてたりします。

（ただの VC や PC と書かれてるものもあります）　混乱のもとね

なーんと 人工呼吸器によって違う!!

人工呼吸器がいつまでもむずかしー印象になる根源です

とりあえず今は、完全メカ換気のことを
CMV だの A/CMV だの A/C だのと呼ぶこと、
その中で 量コントロール（VC）か 圧コントロール（PC）の
どちらかを選ぼう。ってことが わかれば OK です。

～スクリーンに出るアレコレ～
❀人工呼吸器が感じていること

今どきの人工呼吸器にはモニターがついていて
人工呼吸器自体が感じていることを
スクリーンに表示してくれています。

| 機械がここらへんで感じているデータです |

たいていは
出口のトコロ
(つまり呼吸口)に
圧センサーが
ある

（ハーイ）

「ボディ
人体」のモニターをしているわけでは決して
ありません。患者さんからのデータをとっているのは
あくまでいつものこっちの見慣れたモニターです。
混同しやすいので注意！！モニター用ケーブルが
スパゲッティみたいになってると混乱しやすい。

ちなみに人工鼻から出ている
カプノメーターは
人体についているモニターへいきます

こちらについては
『ねじ子のヒミツ手技 2nd Lesson』
モニタリングの章を見よう

こっち
ね。

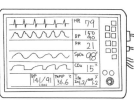
ピッ
ピッ

最近は設定そのものもタッチ・スクリーンで入力して
同じ画面でモニタリングした結果のグラフィックも
出しちゃう人工呼吸器がダタ"いですね。

昔はタッチ・スクリーンの感度が悪くて
いざって時に設定の入力ができず
イライラしたものだけど
今はよくなったよねー。

でっかい
モニター
ひとつだけ
全部ここで
やっちゃう

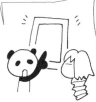

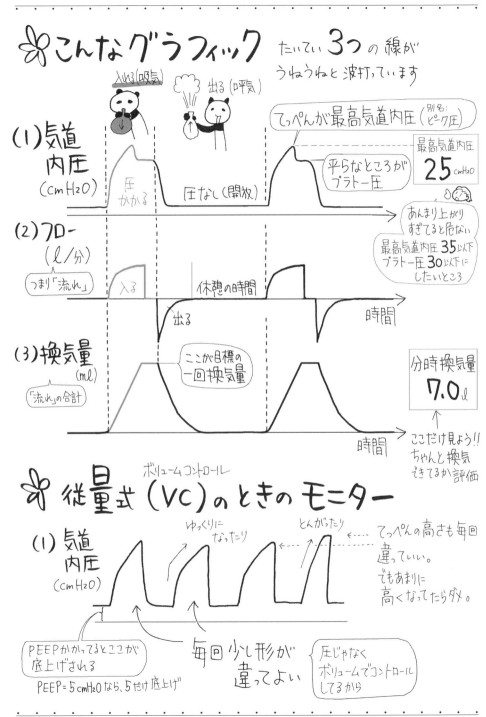

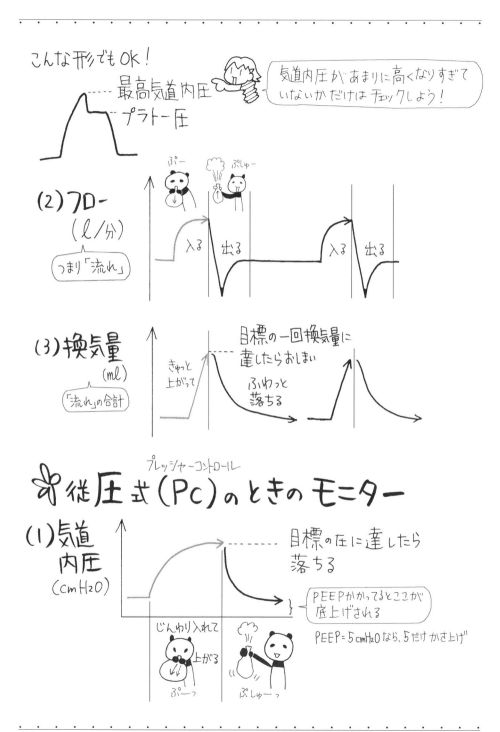

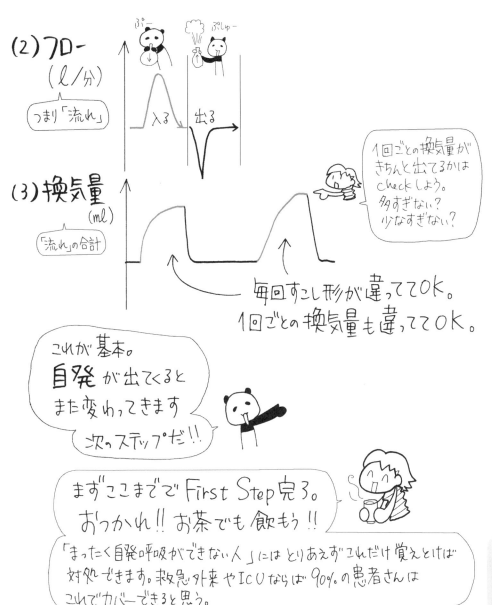

〜いやーん!! 自発が出てきた!!〜 次のステップ!!

自発呼吸が出てきました。

- 麻酔の効きが足りないのかな?
- 脳が回復してきたのかな?
- 鎮静がとれてきたかな?

どれだろうねえ

まあたいていは**良いしらせ**です

理由はさておき、とにかく**自発**が出てきました。いい傾向です。

❀ でもこのままだとケンカしちゃいます

完全なるメカ呼吸だと、患者さんとメカのリズムが合わなかった場合、**ケンカ**します

患者は「吐きたい」／人工呼吸器は「入れたいッ」／タイミングがあっちゃうと／ぶつかる／ゲブッゲブッ／苦しいのみならず呼吸できなくてすごくイマイチです

ファイティングといいます
ファイティングが出たら人工呼吸器のモードを見直しましょう

自発呼吸にあわせて気体を入れるように設定できます。しよう。

❀ でもどうやって自発に気付くの?

メカが「患者さんの自発呼吸」にどうやって気付くのでしょうか?

⇒「すっ」と吸う つまり

ちょっと陰圧になったとき または
空気の流れが逆になったとき に、
「あ、今吸おうとしたな」とわかります。

ペットボトルを口にくわえて すう／ベコっ／この「べこっ」を感知する

気道内圧 がこうなります。「マイナス」の圧が出る。

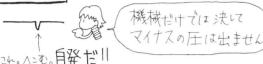

これ。ヘこむ。自発だ!!

機械だけでは決して
マイナスの圧は出ません

気道内圧 がマイナスになっているのを感知したら、それに
あわせて入れる ことになります。

→ 入れ方はさっきまでやったのと
　いっしょ。
　いつもと同じ呼吸を入れたげる

{ 量で入れる (VC) か
　圧で入れる (PC) か } 好み
で
決めてネ!

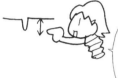

どのくらいマイナスになったら
「自発だ!」ってことにするかも
数字で決められます。
これを「トリガー」って呼ぶ。
だいたい -1〜-2 cmH₂O くらいかな——

※ちなみに
逆流の「ながれ」を
感知してトリガーにする
「フロートリガー」ってのも
あります。↑
2〜3ℓ/分くらいにしよう

✿ すべて入れる? たまに入れる?

↑
自発が出たらそれに合わせて
ドカンと全部入れるのが
Assist とか Assist/Control
(略して A/C)

↑
自発を選別して
たまーに入れるのを
SIMV

自発をどの程度サポートするかで大まかに 2つのモード
が あります

① ぜーんぶの自発を全力で後押し＝A/C（アシストコントロール）とかAssist（アシスト）

② 決められた回数だけ後押し＝SIMV（エスアイエムブイ）といいます
あとは自力で吸ってね！よろしく!!（例えば12回とか）

❀ 自発がまったく！ないor麻酔でなくしてる

自発がまったくない＆自発が少ない時は

完全メカ呼吸とA/CとSIMVの区別はつきません。

全部同じ。ふいごが機械的にパカパカしているだけです。

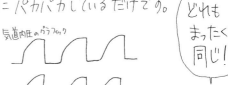

どれもまったく同じ!!

自発まったくナシ!!

[例] 呼吸回数を12回/分に設定した。で、自発まったくナシ

❀ 自発が少ない時

自発の回数が少なかったら

[例] 呼吸回数を12回/分に設定した。で、自発が1分間で2回くらい出ている

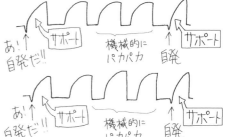

完全メカ呼吸　ん？ちょっと吸ってる？　人工呼吸器が入れてる時に自力で吐こうとするとファイティング

いつかは必ずケンカをおこす！よって自発が出たらもう完全メカ呼吸は使わない

A/C　この2つはまったく同じ　あ↑自発だ!!　サポート　機械的にパカパカ　↑自発　サポート

SIMV　あ↑自発だ!!　サポート　機械的にパカパカ　↑自発　サポート

❀ 自発がけっこう多い時

自発が [A/C]
すげえ
多かったら

[例] 呼吸回数を
12回/分に設定した。
で、自発が1分間で
20回ちかく出てる

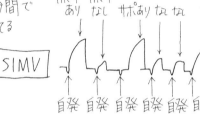
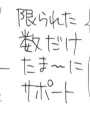

とにかく
ぜーんぶ
がっつり
サポート

だいぶ
ハカハカ
してるねー

過呼吸に
ならないかな？

限られた
数だけ
たま〜に
サポート

自力で吸うの
多すぎだろ
大変じゃない？
呼吸筋が
疲れそうだなー

❀ 実際は、ね。

自発がまったくない & 自発が少ない時は
完全メカ呼吸と A/C と SIMV の区別はつきません。

1⇒ つまりどれを選んでもいいです。
2⇒ 完全なる無呼吸 (というか ほぼ死んでる) 状態でなければ、
いつ自発が出てもおかしくない。完全メカ呼吸のままだと、
自発が出たら fighting してしまう。それなら、もし自発が出たら
それに便乗できる設定にしておいた方が何かと便利でしょ。
3⇒ よって自発がまったく出ないだろう絶望的状況でなければ、
「いつ自発が出てもいいように」A/C を最初から使うことが
増えました。

④ どれを選んでもよくなった結果、完全メカ呼吸は現在の人工呼吸器からはなくなりました。最近の人工呼吸器に「CMV」と書かれているメカはあんまりなくて、A/C に吸収合併されています。

よって、今ドキはモードは **3つ** 覚えればとりあえず **OK** になります

(0) 完全メカ呼吸 ← 自発があろうがなかろうが知ったこっちゃねえ。
　　　　　　　　　自発が出てくると当然ファイティングする。
　　　　　　　　　A/C に駆逐された絶滅危惧品種。だけど
　　　　　　　　　まったく自発の出る見込みのない人が多い救急車内
　　　　　　　　　など救急の現場では今も便利に使われている。

(1) A/C （アシスト コントロール）← 自発がほんの少しある or これから自発が出てきそうな
　　　　　　　　　時に。実際はまったく自発がない人にも
　　　　　　　　　（いつ自発が出てきてもいいように）使うようになった。

(2) SIMV ← 自発が増えてきた時に。こちらも A/C 同様、
　　　　　　まったく自発がない状態から使う医者もいる。
　　　　　　フクザツだから私は苦手。A/C のが好き。

(3) 自発呼吸 ← 基本的に全部自発でいけそうなとき。
　　　　　　　あとで説明します。

最初は (1) A/C、自発増えてきたら (2) SIMV、
人工呼吸器なしでも行けそうになってきたら
　　(3) 自発呼吸のトライアル……って感じです。

QQ なら、ぶっちゃけ (1) しか使わん。完全なる昏睡状態 → 脳死 → 復活せず死亡が多いから。
麻酔科なら (1) から (3) まで数分で一気に行く。麻酔が切れればあっという間なんだよねー。
呼吸器科なら、(3) までなんとかたどりつけるように数日〜数週間かけてゆっくり (1) からがんばる。

表にまとめると。

現在の呼吸のモードは実は5つしかなくて

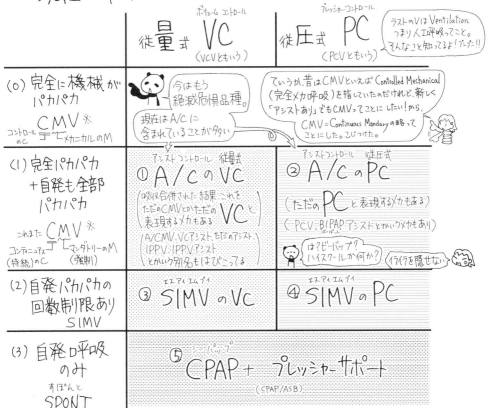

※本やメーカーによってはこの2つのCMVの区別がついてないことも多い。たぶんもう吸収合併しちゃったからどっちでもいい扱いをされている。

さらに量コントロールにするか圧コントロールにするかの好みを最初に決めてしまえば 量 か 圧 の 3つしかありません。

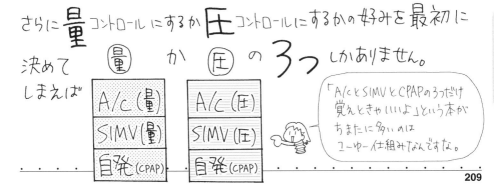

SIMV、決めること多すぎ。

第3段階!! あとちょっとだ!!

S I M V って？

- S → Synchronized シンクロナイズドスイミングのシンクロと同じ。「同期してる」ってこと
- I → intermittent 間欠的に つまり、たまに
- M → mandatory 強制的な
- V → Ventilation 換気 まあつまり人工呼吸ってこと

SIMVは { メカ呼吸のときの設定 / 自発のときの設定 } の2つを最初から決めておかなくてはいけません。
「入れなきゃいけない数字」がちょっと多いです。難しい。

> ねじ子はSIMV苦手です……。できればSIMVすっとばしてA/Cから一気に自発呼吸トライアルに行きたいくらい……。避けて通りたいよぉ。それに対してまずは「とりあえずSIMV」「何でもSIMVにしておく」っていう医者もけっこういます。まあ確かに万能だからねー。

- 自発呼吸のうち<u>どれか</u>を選んで、強制的に気体を入れる。それ以外の自発は無視する。

- どう無視するか、を決めなきゃダメ。
  ⇨ 例えば、4秒以内の自発1発目は換気、自発2発目は無視！とか。

この時間を **トリガーウィンドウ** といいます

- 無視した自発にも、「ほんの少しだけ後押し」をしてあげる。⇨ プレッシャー・サポートっていう。

どのくらい後押しするか、も決めなきゃダメ。

10cmH₂Oくらいから開始 ／ 5〜20cmH₂Oの間で調整しよう 一回換気量が出る、かつ気道内圧が高くなりすぎないトコロ。

① 例えば 呼吸回数を 15回に 決めます。

② SIMVだとそれは 「60秒で15回だけは強制換気する」っていう意味になります。

60秒÷15＝4秒 つまり

「4秒の間に1回だけ 強制換気すればOK」ってこと。

③ こんな感じで 気体を入れることになります

この4秒をSIMVでは特別に 「トリガー・ウィンドウ」とか 「SIMV間隔」とかいいます

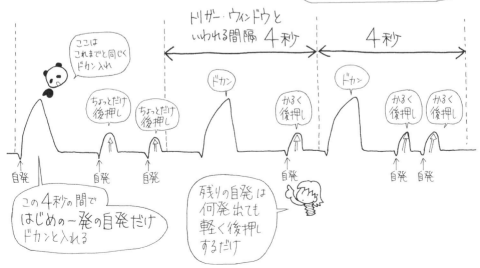

トリガー・ウィンドウといわれる間隔 4秒　　4秒

ここはこれまでと同じくドカン入れ

ドカン　ドカン

ちょっとだけ後押し　ちょっとだけ後押し　かるく後押し　かるく後押し　かるく後押し

自発　自発　自発　自発　自発　自発

この4秒の間ではじめの一発の自発だけドカンと入れる

残りの自発は何発出ても軽く後押しするだけ

④ Servo i だったら こんな感じ

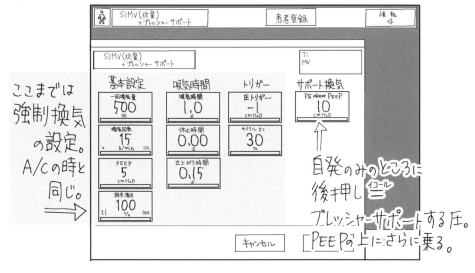

ここまでは
強制換気
の設定。
A/Cの時と
同じ。

自発のみのところに
後押し（イコール）
プレッシャーサポートする圧。
[PEEPの上にさらに乗る。]

ニューポートベンチレーターE360ならこんな感じ

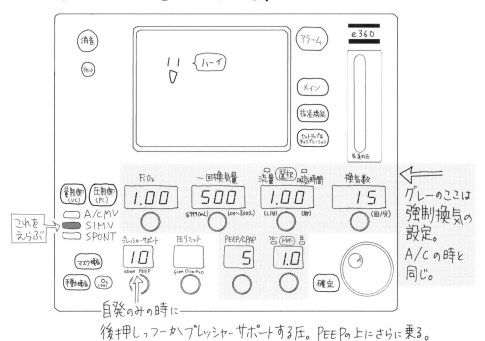

これを
えらぶ

グレーのここは
強制換気の
設定。
A/Cの時と
同じ。

自発のみの時に
後押しっフーかプレッシャーサポートする圧。PEEPの上にさらに乗る。

❀ まとめると。

ここまでで、**飛行機**でいう ここまではできています。

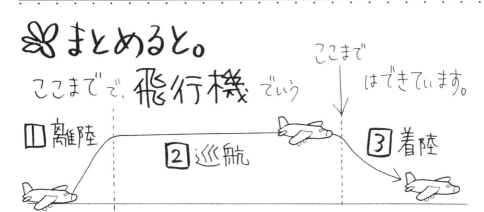

1 離陸 2 巡航 3 着陸

1 まず離陸。

- 最初はまず好みで 従量式：VC か 従圧式：PC 決めましょう。

- 1分あたりの**呼吸数**を決めましょう。

- VCなら 1回あたりの入れる**量**(mL)
  PCなら   〃   **圧**(cmH₂O) を決めましょう。

- PEEPはまあ 5cmH₂O くらいかな。

- 吸気時間はまあ 1秒くらいかな。

こんな感じで設定して開始しましょう。

2 飛んだあとのフライト

人工呼吸器が動き始めたら **1分あたりの呼吸量**
（分時換気量）を check しましょう。

「ちゃんと換気できているか」の指標です。とっても大事。
- VCなら 量 × 回数 = 1分あたりの換気量 (分時換気量)。
- PCなら 分時換気量はやってみないとわかりません。
　　　　　　　　　　　　　　　　やってみましょう。

自発がいつ出てもいいように

A/C (量ボリューム)
　　　　　　　+ PEEP
A/C (圧プレッシャー)

別名：A/CとかAssistとか
ただのVCとかただのPCとか
まあだいたい
「一番上にあるモード」のことです

そんな適当で
いいのかー！！
プンプン

自発が増えてきて ハカハカ しだしたら

SIMV (量)
　　　　　　　+ PEEP
SIMV (圧か)

だってぇー
どうせすぐ
変わっちゃうんだもーん
統一する気が
ないことの方が
問題だと思うわ
メーカーの皆さん
なんとかしてくれー

ここまでで ②フライト はできるはずです。あとは ③着陸 つまり「人工呼吸器からの離脱」です。

救急では多くの場合 ②フライト まで。たいていの飛行機はそのまま
{ 飛びつづけるか (→ 人工呼吸器を外せない、ずっと必要になる)
{ 落ちてしまうか (→ 患者さんの本体が死んじゃう) のどちらかで、

③着陸 までたどりつくことは実はめったにありません。残念ながら救急の方はこのあとの知識を使う機会がめったにありません。疲れちゃった人はここで終わりで結構です。③へ進めることは無上の喜びなのです。

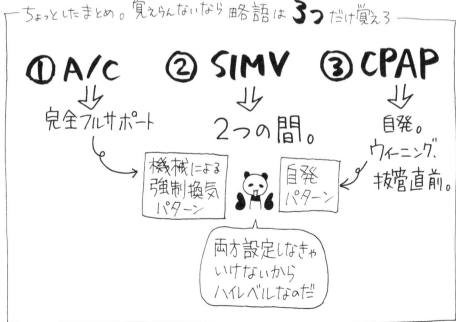

〜離脱〜

英語で Weaning "乳離れ"

最終段階!! ラストのステップ!!

人工呼吸器から離脱させたい時にやるHappyな大作戦です。

〜おーまかな条件〜

(1) 自発がいっぱい出てる
(2) PEEPを下げても大丈夫。
(3) FIO_2を下げても大丈夫。
(4) きちんと起きてる。意識がある
(5) そもそも人工呼吸器になった原因の **元の病気**が良くなっている
(6) 全身状態がいい

正直ここまでたどりつかない方がずっと多い……とてもサミシイ

※具体的には PEEPが $8cmH_2O$ 以下、FIO_2 が40%以下で PaO_2 90mmHg 以上をキープできてるなら、いけそう。

よって毎日チマチマPEEPとFIO_2を下げていく

えーだなー1日はPEEPを$2cmH_2O$だけ下げてみよっかなー。と1日1回午前中にやってみる。ほら午前中ならダメでもその後対応できるし!週末までには$5cmH_2O$くらいまで下げたいねーで、月曜に抜管めざしたい…!!

ここらへんを満たせば「人工呼吸器やめられるかも…!?」と思えます。満たさなかったらムリ。
むしろ人工呼吸器とずっとつきあっていく方向に切りかえよう。気管切開とかね。

🌱自発呼吸しっかりたくさん&離脱させたいときの人工呼吸器モード

ここらへんが**有名ドコロ**です

① **CPAP**（しーぱっぷ） = 持続してPEEPだけをかけるコト
② **プレッシャーサポート** 略してP.SとかPSVとか
③ **SPONT**（すぽんと!!）スポッ!! 便所そうじのアレみたい

ベンチレーションつまり「人工呼吸器」ってつけただけ

特徴:その1 どれも基本的には **全部患者さんが呼吸** している。
呼吸を何回するか／どのくらいの量を吸うかも全部患者さんまかせ。

特徴:その2 それを **ある程度お手伝い（後押し）** するだけ。

特徴:その3 えっ、でもそれって **自発** が止まっちゃったらすげー危ないんじゃね！？

⇒ その通りです。自発が止まったら **無呼吸** になっちゃう!!

⇒ あらかじめ「**無呼吸時バックアップ**」を設定しておくこと！

1こ1こに見ていきましょー

↑無呼吸時バックアップの 例
- PC above PEEP：20 cmH₂O
- 呼吸数：12回
- 吸気時間：1秒

こんくらい設定しておけばOK

① CPAP ってなぁに？（しーぱっぷ）

<u>持続的</u> な <u>陽</u> <u>圧</u> で CPAP。つまり ずーっと気道を陽圧にすること。
Continuous Positive 気道の Pressure
         Airway

つまり PEEP と同じことです。

つまりこれまでと同じ設定の PEEPをかけ続ければOK

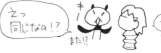

② プレッシャー・サポートってなぁに？

自発呼吸に **後おしの圧力** をかけてあげるだけのモードです。

これまたSIMVでプレッシャーサポート設定ずみならそのままでよろし。忘れた人はp211を見よう！

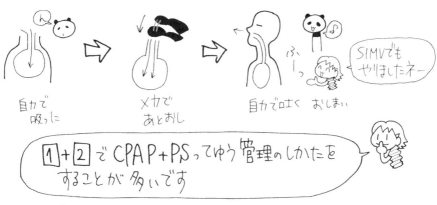

1+2でCPAP+PSってゆう管理のしかたをすることが多いです

③ SPONT ってなぁに？
す、ぽーんと!!

Spontaneous の略
[形容詞] 自発的な

「自発呼吸のみ」って意味かと思いきや、実際はそうじゃなく
自発呼吸のうえに、CPAPやプレッシャーサポートを設定できることが多い。
だいたいの人工呼吸器において、
SPONTってのは、CPAPやプレッシャーサポートと同じもののことです。

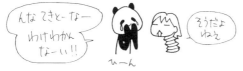

メーカーによって違いすぎる モード名 対応表 (ウィーニング編)

- CPAP ≒(イコール) PEEP と同じこと
- P.S ≒(イコール) プレッシャーサポート ≒(イコール) PSV (Vはただのベンチレーションのこと)
  おまけのV=人工呼吸ってこと。そんなこと知ってる
- SPONT ≒(イコール) 現状では CPAP+PS と同義語になっている
  (本来はただの自発呼吸のこと)

ただしこれもきっとすぐかわる うぜえ

と、ゆーわけでこの中ならCPAPだけ覚えればOKです。

❋ どうやってウィーニングする？

A/C → SIMV → CPAP+プレッシャーサポート
…とJoJo.徐々に変えてきて…
いきなり自発呼吸させてみる！

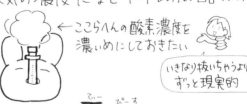
今のところ一番いいとされている方法

❋ 自発呼吸トライアル 略して SBT

1日1回30分！！チャレンジ！！
人工呼吸器をはずして**自発呼吸にまかせてみる**テストです。もちろんいきなり大気の濃度にまで下げるのは酷なので、

管だに酸素をふき流しに

しておきます。これを実現するチューブが**Tピース**です

← ここらへんの酸素濃度を濃いめにしておきたい
いきなり抜いちゃうよりもずっと現実的

❋ Tピースって？ 「別名:吹き流し」

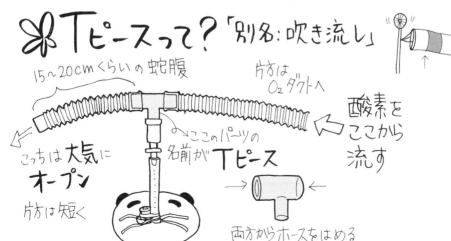

15〜20cmくらいの蛇腹
片方はO₂ダクトへ
酸素をここから流す
こっちは大気にオープン
片方は短く
ここのパーツの名前が**Tピース**
両方からホースをはめる

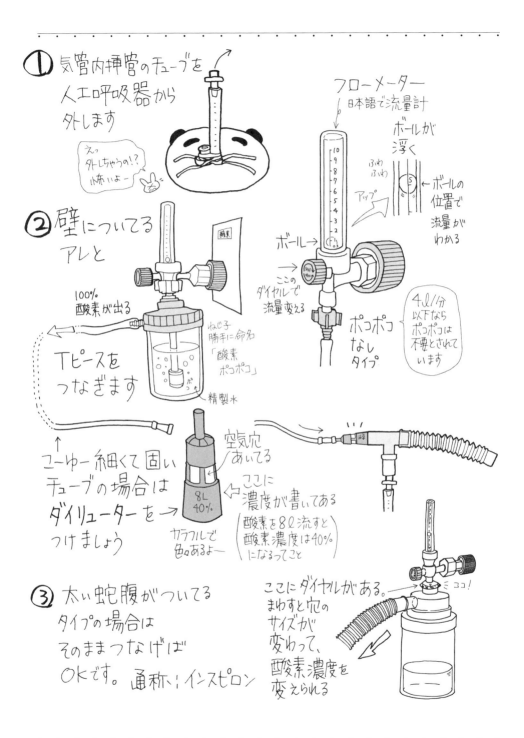

④ 酸素濃度はまず、これまで（人工呼吸器のとき）と同じFiO_2になるように設定しましょう。

流量はある程度ないとチューブぶんをうめて吹き流す量がとれず、口周辺に吐いた息がたまってしまうので、ここの流量★はある程度上げます（まぁ10ℓ/minにでもしましょう）

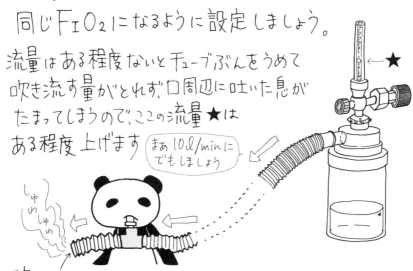

T字のこっちのopen endから、吸気時でも蒸気が出続けていたら流量は十分です

⑤ 思ったより患者さんの吸う量が多くても、開いてるトコロから空気をとりこんで吸えるので、窒息することはありません。

※よって、こっちを☆オープンにせずにそのままつないじゃ**絶対だめ**です。吐いた息の逃げ場がなくなります。**肺パン!!** です。

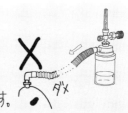

人工呼吸器

⑥ どうなるかな？

こーゆーの見えてきたらダメです。⇒

まだ人工呼吸器とは離れられないの……。

ダメな時は数秒もすれば もうきざしが見えてきます。

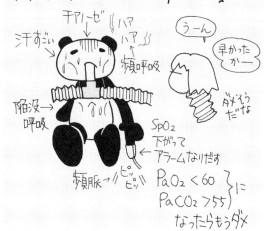

⑦ OKそうなら｜直後で状態check。SpO2見る。
　　　　　　　 5分後
　　　　　　　 15分後
　　　　　　　 30分後 ← 血ガスとろう　と様子を見て

血ガスを測りましょう。

$\begin{cases} SpO_2 > 90 \\ PaO_2 > 60 \end{cases}$ ならいけます。**抜管**だ!!

⑧ ダメなら元に戻して明日再トライ

1日1回、30〜120分やってみる。

3日連続してダメならば 1から考えなおし。

OKなら **抜管** に進もう!! やったあ！

とりあえず今日はここまで。ひと休みして次に行こう。

〜人工呼吸器がピーピーいったら？〜

人工呼吸器のアラームがピーピー鳴ってます！キャー！どうしよー！
答えは1つ。**手もみに戻しましょう。**
「手もみに戻せば大丈夫！」ってことさえわかっていればOKです。
何だって乗り越えられます。手もみなら、圧力も入れる量も随時コントロールできるでしょ？
手もみしている間に何がイカンのか、考えればよいのです。

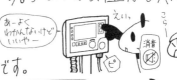

❀手もみバッグ（別名：バッグバルブマスク）には**2つ**あります。
アンビューバッグとJackson Reesバッグです。

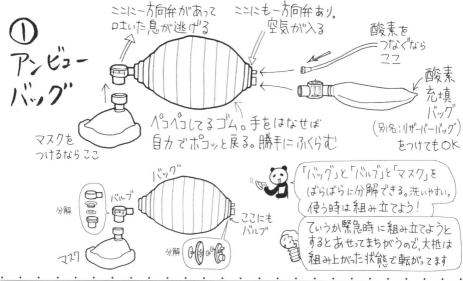

① アンビューバッグ
- ここに一方向弁があって吐いた息が逃げる
- ここにも一方向弁あり。空気が入る
- 酸素をつなぐならココ
- 酸素充填バッグ（別名：リザーバーバッグ）をつけてもOK
- マスクをつけるならここ
- ペコペコしてるゴム。手をはなせば自力でポコッと戻る。勝手にふくらむ
- 分解：バルブ／バッグ／マスク
- ここにもバルブ
- 「バッグ」と「バルブ」と「マスク」をばらばらに分解できる。洗いやすい。使う時は組み立てよう！
- ていうか緊急時に組み立てようとするとあせってまちがうので、大抵は組み上がった状態で転がってます

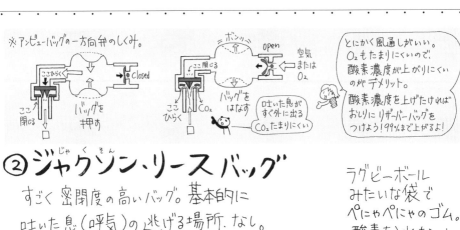

② ジャクソン・リースバッグ

すごく密閉度の高いバッグ。基本的に吐いた息(呼気)の逃げる場所,なし。

ラグビーボールみたいな袋でぺにゃぺにゃのゴム。酸素を入れないとふくらまない。自力では戻らない。

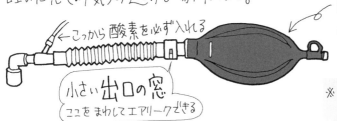

※ガス抜きコックが後ろにあるタイプもあります

必ずどっかにエアリークできる場所があります。
ちょっとだけでもいいからOpenにしましょう。そうしないとパンパンになっちゃう。危ない。
吐いた息(呼気)の逃げ場がないのに酸素はガンガンに入ってくるから。
完全にエアリーク閉じちゃうと気道が完全に密閉されるので

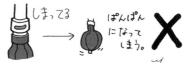

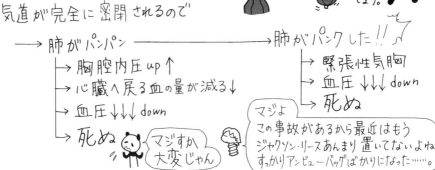

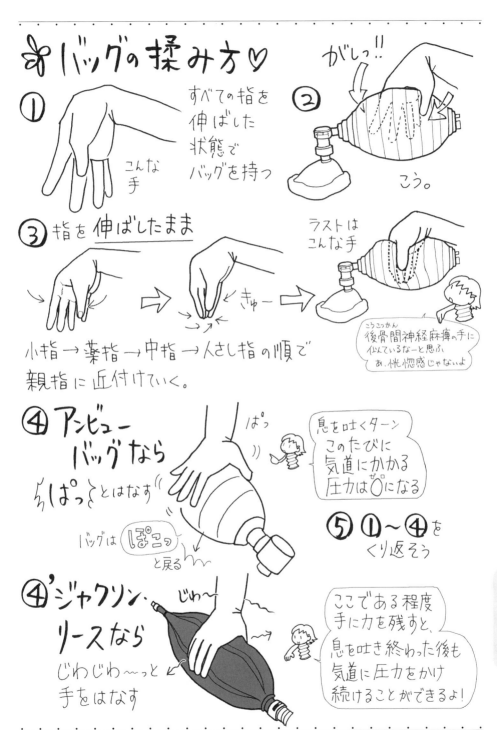

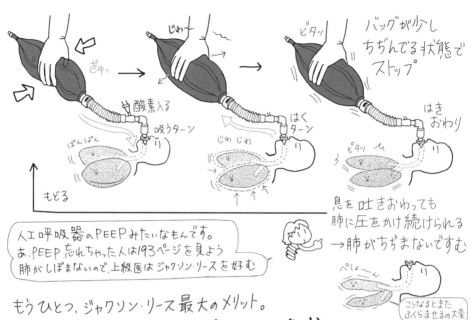

もうひとつ、ジャクソン・リース最大のメリット。
密閉度が高いので、**肺の状態を手で感じる**ことができるのだ！
まさに！肺を直接！もめる！イメージ！

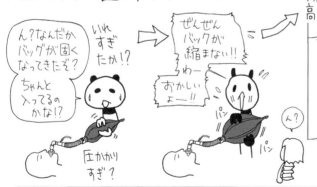

「なんでアラームが鳴ったか」の理由もわかって、一石二鳥。
だから呼吸器の上級者はジャクソン・リースが好きなんだね。
ちなみにオペ用麻酔器についているバッグもジャクソン・リースだよ！

結論：困った時の手もみもみ。

✿ アンビューバッグ VS ジャクソン・リース まとめ
（ばーさす）

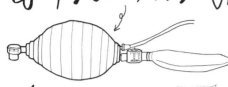 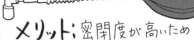

メリット：
- かんたん とにかく簡単 ← 最高のメリット
- 揉み続けてれば死ぬことはない。
- 空気でOK！酸素がなくても使える。
  → 緊急の現場 で使いやすい。屋外でも道ばたでもOK。
- バラバラにして洗える

デメリット：
- ずーっと手で揉んでないといけない。疲れる。一瞬も手を離せない。
- 呼気のたびに大気開放されるので、陽圧(PEEP)はかけられない
- 自発があると、どうあわせていいのかわかんない。

メリット：密閉度が高いため
- 陽圧(PEEP)をかけられる ← 最高のメリット
- 「肺のかたさ」や気道内圧が手に伝わってくる ← これまた最高のメリット
- 自発にあわせやすい
- (自発が出ていれば) つなぎっぱなしで呼吸の様子が見てとれる
- (自発が出ていれば) 少しの間なら手を放せる。

デメリット：
- 酸素がないと使えない。
  → 病院の玄関や廊下ですら使えない。
  ICUやオペ室向け
- リーク窓を開け忘れると、呼気の逃げ場がなくなる
  → 肺がパンクして最悪死ぬ
  → ゆえに初心者には扱いづらい
- ↑この事故があるため最近あんまり置いてない

というわけで、初心者はアンビュー。救急もアンビュー。ICUやオペ室でひとつ上を目指すなら、ジャクソン・リースにチャレンジしよう

〜いよいよ最後！抜管(ばっかん)だ!!〜

気管内挿管した気道チューブを抜くぞ!!

いやー『ヒミツ手技1st』でさんざん気管内挿管の手技やったけど抜管はやらなかったねー。
めったにやれないからねー。
10年前の伏線を回収だ!!

> ようやくここまでたどりついた……
> 患者さんがんばった!!
> ねじ子もがんばった……

❀いちばん大事なこと

抜管は**人の多い時にやりましょう。**

それは(日本のフツーの病院なら)**平日の午前中**ってことです

何が起こってもいいように**時間も人手も余裕のある時**にやりましょう。

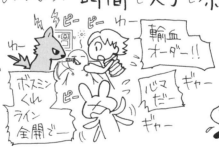

[例] ICUのとなりの患者が急変して、そっちに人手が必要。

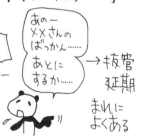

あのーXXさんのばっかん……あとにするか……
→抜管延期
まれによくある

❀抜くじゅんび ＝イコール 入れるじゅんび。

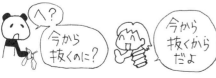

へ？今から抜くのに？
今から抜くからだよ

抜くってことは、もしそれが失敗したら、**また入れる**ってことです。

抜管しちゃってから患者さんの自発呼吸がうまくいかないと、大変です。

患者さんは呼吸ができなくて あっという間に死んじゃいます。
またすぐに管を入れないといけません。というわけで、

抜く≒すぐまた入れるかもしんない！ってこと！
抜管するなら **挿管の道具も一式準備しよう。**

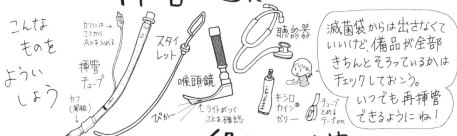

再挿管ができない状況ならば、**絶対に抜管をしてはいけません。** 人やモノがそろってからにしましょう。
どんなものでも、抜くのはカンタンだけど 入れるのは大変なのです。
君が挿管をできない or 挿管の手技に自信がないのなら、一人の時にはぜったい抜管しちゃダメ。上級医がいる時に、いっしょにやろう。

事前のcheck項目

(1) 自発呼吸テスト（SBT）やって OKだったよ！

　※自発呼吸テストやってない場合（オペの麻酔後・短い昏睡の後など）は
- もちろん自発呼吸がある
- 自発が20〜25分/回以下で、努力呼吸や奇異呼吸じゃない
- 1回換気量が300ml（または体重×10×0.7ml）以上ある
- $FiO_2 = 0.33$でも SpO_2 98〜100%出せてる

あたりが基準。

(2)（意識があるなら）
呼びかけて目をひらく

人工呼吸器

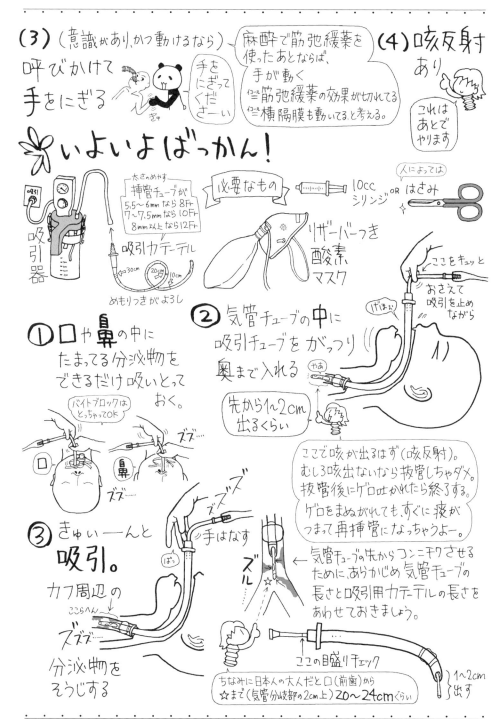

④ **吸引したまま** 介助のヒトにカフの空気を抜いてもらおう

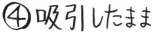
「カフの空気抜いて下さーい」と言う

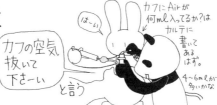
カフにAirが何mL入ってるか？はカルテに書いてあるはず。
4〜6mLが多いかな
※カフごとハサミで切っちゃう人もいます

⑤ ここでエアリークの **シューーッ** ていう音をきけ!!

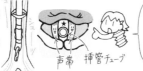
声帯　挿管チューブ

自発がある＆ノドが腫れてなければ、声帯と挿管チューブのすきま★ からの漏れ（エアリーク）があるはず。

※リークがない⇆気道のどっかがむくんでるかも!!
一番狭いポイントである声帯が、一番あやしい。
→抜管はいったん中断。ステロイド投与して翌日へ延期。

例 ソル・メドロール®（メチルプレドニゾロン）20mgを1日4回静注投与、4時間おき。

声帯浮腫といいます

⑥ 固定テープをはがす

⑦ 吸引しながら｛吸引チューブ／気管チューブ｝をいっしょにズルズル抜く

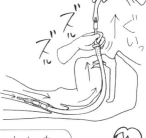

のどや口腔内にたまった痰やつばを引きながら管を抜けるので、安全。かつ楽ちん。

吸引抜管 といいます

⑧ 口の中や鼻の中にたまってるドロドロを掃除しよう。

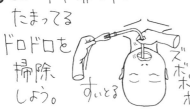

⑨ リザーバーつき酸素マスクをつけよう

100％酸素 6L/分とかで流す

⑩ 3時間くらいは禁飲食、モニター下で様子見しましょう

⑪ ・咳ができない、痰がとれない、変な呼吸音がつづく
・努力呼吸や奇異呼吸
・すぐ誤嚥するようなら……

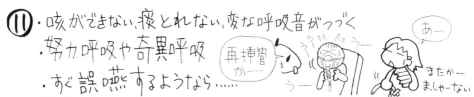

※挿管チューブが声帯をこすりながら抜かれてゆくので、実は抜管した後に声帯が腫れあがっちゃう(声帯浮腫)、のどが痙攣する(喉頭痙攣)ことがあります。これらは予測しようがない。そして起こると大変。声帯がふくらんでいるから、再挿管がすごーくむずかしいのだ。🐼〈とにかく人を呼んで助けを求めるべし〉

🌸 加圧抜管ってのもあります。とくに小児

これまでのやつは「引きながら抜く」=吸引抜管。これだと肺が小さい小児の場合、肺がしぼむ(虚脱)ことがあります。
→ 無気肺になっちゃう。
→ 肺に空気を入れながら 抜管!! っていう手技もあります↓

① 口腔内・鼻の中とチューブの中をじゅうぶんに吸引したあと
〈ここで咳反射が出るはず〉〈出なくちゃダメ〉

② アンビューバッグ or ジャクソン・リースをつなぐ。
かぽ / きゅっ

③ 患者さんが息を吸い終わったトコロで
ぐーーっと加圧!!
〈いちばん声帯がパカッとひらいてる瞬間〉

④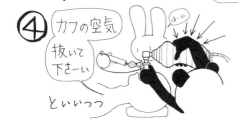
〈カフの空気抜いて下さーい〉 といいつつ

⑤ バッグを押しながらチューブを 抜く!!
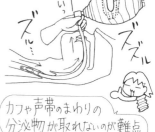
〈カフや声帯のまわりの分泌物が取れないのが難点〉

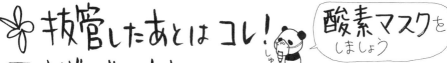

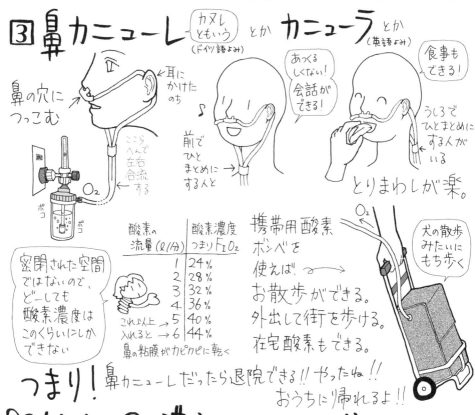

ねじ子のヒミツ手技

脳死判定

こんなものを　準備しよう！

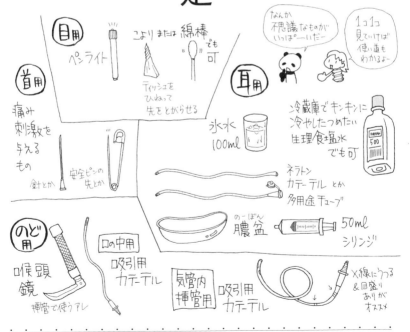

【脳死判定】

　この本の最後のテーマは「脳死判定」です。これまでICUの中で、循環（つまり心臓）と呼吸（つまり肺）をなんとかキープし続ける方法を模索してきました。そして、循環と呼吸をキープする技術はどんどん上がってきました。機械が心臓と肺の代わりを行うことも、どんどん可能になってきています。

　でも、脳だけは誰も代わりができません。脳細胞がいったん死んでしまったら、それを生きかえらせることは誰にもできないのです。脳細胞は酸素不足に非常に弱く、4分間血流が途絶えるだけであっという間に死んでいきます。4分間はとても短く、多くの場合、病院に到着する前（またはICUに到着する前）にすでに経過しています。結果として、ICUでなんとか循環と呼吸を復活させても、脳だけ死んでしまってどうにもならない人間が一人できあがってしまうのです。

　人間の手によって循環と呼吸はキープできてる、でもまったく反応がない。おそらく二度と目覚めない。ICUではそんな状態の人たちが日々量産されています。残念なことですが、循環と呼吸をキープする医療技術が上がったからこその悩みであり、与えられた時間だとも言えます。そして、この「脳死だけど体は生きている」という**特別な時間**ができたからこそ、「脳死の人から臓器移植しよう！」という新しい発想が生まれました。日本でも1997年より、脳死からの臓器提供が可能になっています。

　脳死判定と臓器移植適応の規定はとても厳しく、実際の現場では「こりゃ脳死だよねー…」と思う患者さんの多くは**臓器移植の話になどまったく至らずに**そのままお看取りを迎えます。「法律的な脳死」と認められて、さぁ臓器移植だ！ ……という展開にはほとんどなりません。諸外国と比べても日本は「脳死からの移植」症例数が極端に少ないです。それがなぜかはまたあとでお話したいと思います。

　この章では「脳死判定のやり方」のお話をしますが、「この方法で頑張って脳死判定して移植しろよ！」ということでは**全然ありません**。ていうか、そんな専門のヒトたちはこんな本を読む必要がないでしょう。それよりも、病院の中にありふれている、空気のようにひっそりと生息している①**人工呼吸器に繋がれていて**②**まだ心臓は動いていて**③**でもまったく反応がない！**　っていうたくさんの患者さんたちに対して、「**いわゆる脳死状態なのか否か**」を把握して、今後の治療方針をみんなで考える&御家族にいろいろ覚悟してもらうためのテクニックとして活用してください。

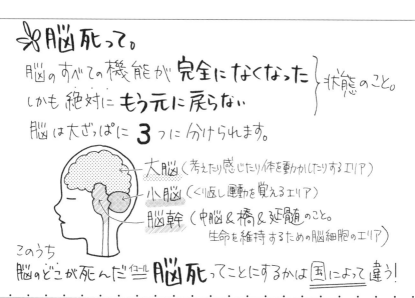

※脳死って。
脳のすべての機能が**完全になくなった**｛状態のこと。
しかも**絶対にもう元に戻らない**

脳は大ざっぱに**3**つに分けられます。

- 大脳（考えたり感じたり体を動かしたりするエリア）
- 小脳（くり返し運動を覚えるエリア）
- 脳幹（中脳&橋&延髄のこと。生命を維持するための脳細胞のエリア）

このうち
脳のどこが死んだ＝脳死ってことにするかは<u>国</u>によって<u>違う</u>！

① 完全なる　② 脳幹死　③ 俗に言う 植物状態 の一例
　脳死

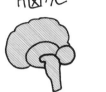
all dead
（全脳死）

脳幹だけ死んでる
他は生きてる

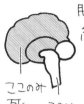
ここのみ死　ここは生きてる

脳幹で生命活動は維持できるので、生存可能。「動く」ことはできないし意識もどこまであるのかよくわかんないけど、水と栄養さえあれば生きていける。

①と②はこのままでは生きていけません。特に①はほっとくと

{ 50％が2-3日で心停止
　70-80％が一週間で心停止
　最長で100日くらいで心停止 } します。ここの日数はもともとの心臓の体力しだい。

日本ではこの①すべてが死んだ＝**脳死**、てことになっとります。つまり日本では「脳死」ってのは「全脳死」大脳も脳幹も脳細胞が**ぜんぶ**機能停止してる状態のことをさします。

そもそも人の死って？

『ねじ子のぐっとくる体のみかた』の死亡宣告の章も見てね！！

人の死ってのは普通はこの**3つ ぜんぶが死んでる**ことをいいます。

{ ① 肺（呼吸）の機能の 死
　② 心臓　　　の機能の 死
　③ 脳　　　　の機能の 死 }

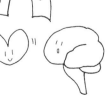

このうちの **どれから順に逝くか** は人それぞれです
基本的には **どれか一個逝ったら** いもづる式に
他の2つも次々と死にます。それぞれの特徴として

①肺
- 脳(正確には脳幹)が動き(吸う/吐く)を完全コントロールしている
- 人工呼吸器というキカイにつなげば完全に代用できる

②心臓
- 脳(脳幹)によるコントロールも、一応ありますが
- 脳が死んでオーダーが入らなくなっても、心臓には **自動能** があって、ある程度の間勝手に動きつづけることができる
- 基本的にキカイで代用はできない。手術中とか、一時的に代用することはあるけど、長期間は無理。
- 人手で心臓マッサージすることは可能 (たいへん)

③脳
- 酸素がなくなる & 血流がなくなると、**4分** という早さで脳細胞が死ぬ
  ↑①肺 ↑②心臓

というかんじで
この **3つ** には
相互
依存
関係 が
あるのですね。

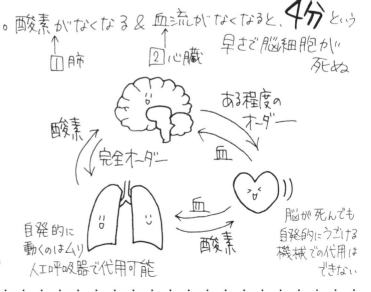

酸素がなくなる→①肺 血流がなくなる→②心臓

ある程度のオーダー
酸素
完全オーダー
血
血
酸素

自発的に動くのはムリ
人工呼吸器で代用可能

脳が死んでも自発的にうごける
機械での代用はできない

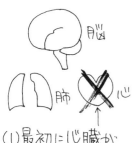

(1) 最初に心臓が
　　死んだパターン

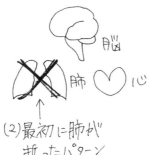

(2) 最初に肺が
　　逝ったパターン

⇨ ダメになった理由が
　一時的で、それを取りのぞく
　ことができるのなら、社会復帰
　すら可能なレベルまで治せる

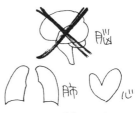

(3) 最初に脳が逝った
　　　　パターン

⇨ 肺は動けなくなるが、
　(命令が来なくなるため)
　人工呼吸器につなげば
　OK!!

例 心室細動など
　AEDで治るやつ

例 一時的な窒息、溺水、
　急性アルコール中毒、
　急性薬物中毒、フグ毒やサリン、
　首しめや首つりなど

⇨ 脳に血行が戻るまでの
　間に脳(酸素不足に
　極端に弱い)が
　どのくらいダメージを
　追ったかによって
　その後が決まる。
　4分以上脳に
　酸素が行ってないと
　脳死になるのですが……

⇨ 人工呼吸器につないで
　呼吸機能さえ補助
　すれば、十分救命できる。

⇨ 心臓は自動で
　どっくんどっくんする能力が
　あるため、
　ある程度の日数は
　動き続けることができる。
　それがどのくらいの日数かは
　本人の若さと体力しだい

（若い人ほど 心臓も
　元気 なため下手すりゃ
　数ヶ月もつことも）

⇨ 肺がダメになって→
　人工呼吸器につなぐまでの間に、
　脳(酸素不足に極端に弱い)
　がどのくらいダメージを追ったか
　によってその後が決まる

⇨ でも心臓の場合、
　たいていは このまま
　死んじゃいます。
　助けようがない。
　手のほどこしようが
　ないことが多い。

⇨ **4分以上**脳にO_2が
　行ってないと脳死になっちゃう
　パターン!!

⇨ いちばん多い
　脳死のパターン!!

例 頭部のド派手な外傷
　くも膜下出血
　脳出血 など

例 急性心筋梗塞 など

脳死判定

～脳死 はんてーどーやるの～

❋ 専門医が 2人(以上)必要 なの。

① 「＊脳死判定を今までやったことが
　ある特定の専門医(脳外、小児、救急など)

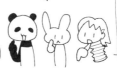

「移植をぜひ
やりたい!」と思って
しまうがゆえの
バイアスがかかる
ことを防ぐため。

　＊かつ、臓器移植とは関係のない医者」を 2人以上用意します。

② まずはこの 4つ をみたすことを check しましょう

1) 深昏睡 (JCS 300 または GCS 3) ← 『ねじ子のヒミツ手技 2nd Lesson』
　　　　　　　　　　グラスゴーコーマスケール　　　　P20〜23 あたりを参照

2) 瞳孔 が両側とも 4mm以上、対光反射なく 固定 ← 『ねじ子の
　　　　　　　　　　　　　　　　　　　　　　　　　ぐっとくる1体のみかた』
　　　　　　　　　　　　　　　　　　　　　　　　　の P30 で やった

3) 脳幹反射 が全部消失してる ← このあと すぐ!!(プリキュアの予告風に)
　　　　　　　　　　　　　　　　やります

ここらへんをみたすと、「臨床的脳死」だと判断します。「あーコリゃ
脳死だね——……」って感じ。

③ さらにこれを「法律的な脳死」として対応するためには…

　　4) 脳波 がまったいら (平坦脳波)、さらに

　　5) 自発呼吸の消失 を check !

→ でもこれは人工呼吸器を止めるので、おいそれとは できません。
　上の 1)〜4)をすべて check した上で、かつ、法律的に脳死だと
　定義したい時だけ やりましょう。 まあつまり臓器移植する
　　　　　　　　　　　　　　　　　つもりが ある時だけね

④ 以上をcheck & さらに6時間後にもう1回
2人以上の医者でcheck そのうちの最低1人は6時間前もcheckした人間であること

⇨ これで初めて
「法律的な脳死」
と言えます。

長い！！タイヘン！！
やることいっぱい！！
このうちの1個でもつまづいたら
もうダメ！！

〜脳幹反射のみかた〜

脳幹って
ここらへんのことです。
ここらへんの脳が
生きてるか死んでるかって
どーやったらわかるの？

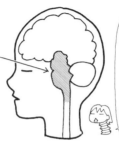

CTやMRIを撮った
ところでよくわかりません。
どんなに見た目が
美しくったって動かない、
働かないだったら
どーにもならんわけです。

⇨ 脳幹らへんの脳細胞を経由している
反射がおこるかどうかで判断します。

反射がおこる
イコール
＝脳幹の
細胞、
生きてる!!
→光
反応
あり!!

反射がおこらない
イコール
＝脳幹
死んだん
じゃね？
→光
ココ死んだから
反応できず

……というわけ。全部で7種類あります。

脳死判定

①対光反射

いつもの、目に光を入れるアレです。
多くの死亡判定ではこれしかやりません。
「脳が死んでる」ってことを証明するために
普通はこれだけやりゃ十分なのです。

① 両目をむりやり かっ開かせて

脳幹反射はよく瞳を見るので目は開けさせておきましょう

たいてい瞳孔は完全に開いています

② ペンライトで片目だけに光を入れる

③ 脳幹が生きていれば こっちも こっちも 縮むはず
（直接反射）（間接反射）

※ここの黒目全体が「角膜」
「瞳孔」は黒目の中のさらに黒い部分

④ どちらも瞳孔ピクリともしない ⇒ ①対光反射なし

②角膜反射

① また目をかっぴらく

今回は片目ずつでOK

② 黒目の部分（角膜）をこよりゃ綿棒でつんつんする

③ 普通はいやがってきゅっと目をつぶったりそれが無理でもまぶたの肉がピクピクッとします

④ まったく目の周囲の筋肉が動かないピクリともしない（筋収縮なし） ⇒ ②角膜反射なし

③ 毛様脊髄反射

① 両目かっぴらいて

② 顔が首に痛み刺激をあたえる

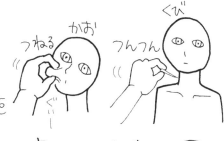

③ 脳幹の脳細胞が生きていれば **瞳孔がひらく** のですが……（大きくなるはず）

④ 瞳孔が **ピクリとも動かない** ⇒ ③毛様脊髄反射なし!!

（ちょっとでも動いたら「毛様脊髄反射あり」とみなします）

④ 眼球頭反射（またの名を 人形の目現象）

① 少しアゴをくいっと上げて

② 右にぐるっと頭を急にまわす

③ 左にもぐるっと

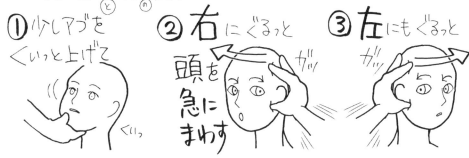

④ 元気な人なら目は「同じものを見続けようとする」ので目玉は **正面** を見続けます
⇒ 眼球は頭と逆にうごく（少しだけ）

真ん中に指をそえて　くるっ　　くるっ

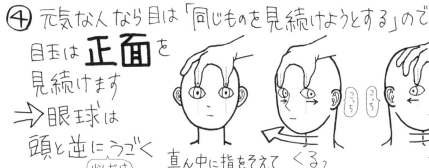

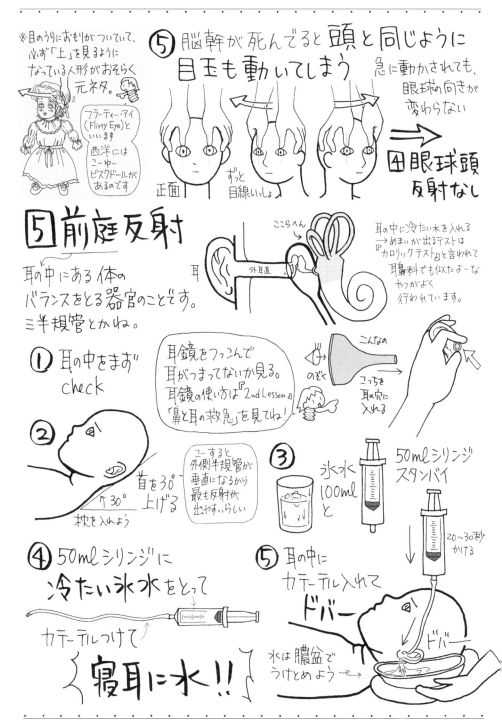

⑥ 5分以上あけて左右逆の耳でもやりましょう

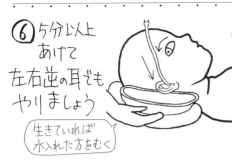

生きていれば水入れた方をむく

⑦ 少しでも眼球がゆれたら、脳幹は生きてるってことにします。

何の動きもないなら脳幹は死んでます

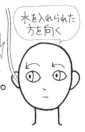

水を入れられた方を向く

⑥咽頭反射　ノドの奥をつつく。

① 挿管チューブがあるので上手くよけて、勺勹（咽頭後壁）をつんつんしましょう
吸収用カテーテルでいいです

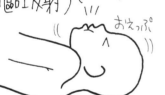

のどちんこ
扁桃腺
勹
舌

※ 本当の法的脳死判定のときはきちんとノドを喉頭鏡で見ながらつんつんしよう

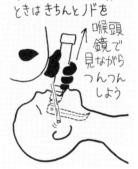

② 「おえっ」となるはず（嘔吐反射）なのに…

おえっぷ

③ ノドの筋肉（咽頭筋）がピクリともしない。
何の動きもない。
⇒ 脳幹死んでます

⑦咳反射

① 挿管チューブの穴よりも**先に出る**吸引カテーテルを用意します。そう、毎日気管吸引で使っているアレです。

挿管して人工呼吸器につないでるんだから毎日やってますわな

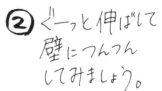

② ぐーっと伸ばして壁につんつんしてみましょう。

③ 嫌がって**咳**が出たら脳幹は生きてます。

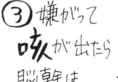

ゲホ ゲホッ

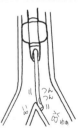

④ 出なかったら脳幹死んでます。

〜脳波って？〜

かんたんにご紹介
本気でやったら
本1冊に
なっちゃうからネ

電極はこんな風につけるよ!!

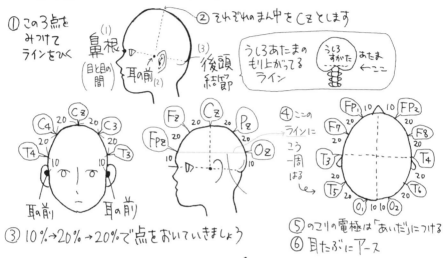

③ 10%→20%→20%で点をおいていきましょう
⑤ のこりの電極は「あいだ」につける
⑥ 耳たぶにアース

検査中にいろいろ刺激するよ!

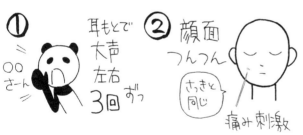

① 耳もとで大声 左右 3回ずつ 〇〇さーん

② 顔面つんつん さっきと同じ 痛み刺激

※ 眼窩切痕部を圧迫してもいい
目のくぼみの内側1/3あたり
自分でも押してみよう
すごい痛いトコあるでしょ？
骨に穴があいててそこから神経が外に出ているのだ

③ それでも全部の導出でまったいら

心電図やアーチファクトや空調の風でwww ユーユーノイズが入っちゃうと、ホントは真っ平でも真っ平じゃなくなっちゃう!! なるべくノイズを排除できるようにがんばろう!!

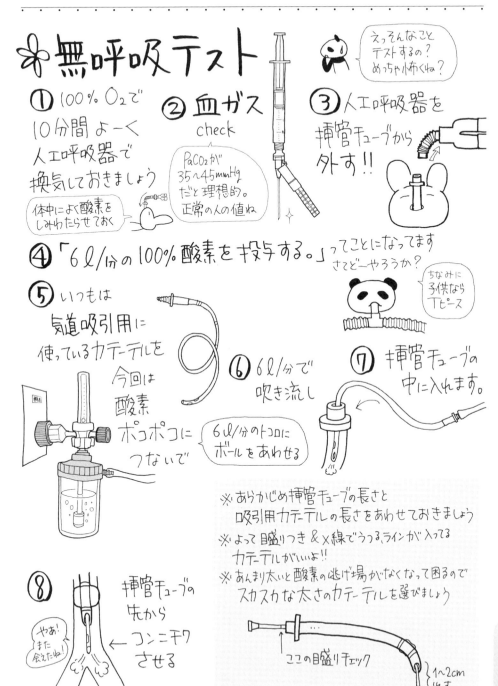

⑨ 2〜3分ごとに血ガスをとりましょう

「どうせ動脈ライン入ってるだろうからそこから血をとろう」

SpO_2も見ておこうねー 落ちまくっていくハズ
ピッ ピッ

⑩ $PaCO_2$がたまりまくって60mmHgを越えたら

自発呼吸しようとしてないか、よーく見る。

「脳幹の呼吸中枢が生きていれば、$PaCO_2$が60mmHgより上になると自発呼吸を増やしまくってがんばろうとするはず」

目でよく見る / 胸と腹に手をあてる / 胸の聴診

うごく?

けっこう原始的ですね

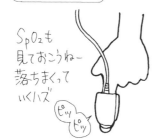

✿ぜんぶ終わった!!

6歳以上では**6**時間以上あけて
〃未満では**24**〃 あけて } 2回目の判定をしましょう。

⇒ 2回目も、もちろん 2人以上でやりましょう。
そのうち少なくとも 1名は 1回目もやった医者で。

⇒ 1回目、2回目ともにすべての項目が満たされたら、
法的な脳死となります。

「死亡診断書の「死亡時刻」はここになります 2回目判定の終了時間。」

……でもねぇ。
こんなこと、ほとんどやらんのよ。

私だってマジモンの脳死判定（法的な脳死）なんてやったことないのよ。脳死になった人は何十人も見たのに、それらはぜ〜んぶ「臨床的な脳死」で、その先には進まないのです。正直に言うと「臓器移植をしてみる気はあるか／ないか」を聞くことすらほとんどないのよ。とても難しい。言いだしにくいよ。

> そもそもそこらへんの一般病院じゃ脳死判定医資格ある人が2人以上いないし。脳死での臓器提供オペじたいが高度医療病院じゃないとできないし。一般病院じゃとても越えられないハードルなの。

✲ What's up? 実際はどーなのよ〜

日本で発生している（と思われる）脳死例は約3000〜4000例といわれています。

このうち臓器移植までこぎつけたのは96例（2016年）。

つまりほとんどの脳死患者は臓器移植にはいたらない。たいていはそのままお看取りです。

脳死は多くの場合、それまでピンシャンしていた人に突然ふってわいた災難です。（頭部外傷／脳内出血／クモ膜下出血／窒息や溺水や首つりによる低酸素性脳症など）どれも突然の出来事です。だから、ご家族にとってはまず「脳死状態である」ことを受け入れることが大変。ましてや臓器移植なんて、とても頭がついていきません。

「臓器移植って、え……突然言われても──」という心理状態であることがほとんどです。

現場での「あ、こりゃもう脳死だな」と医者が思う状態（いわゆる臨床的脳死）からの選択肢はたいていこの3パターン→(1)(2)(3)になっています。@2018日本

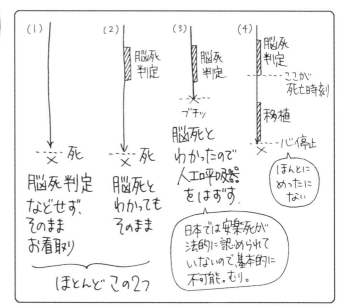

❀くり返し（大事なことなので2回言います）

「臨床的脳死」かどうかを知るには1)〜5)の全てをやる必要はまったくなく、1) 2) せいぜい 3) までで いいです。

4) 脳波はすごく手間かかるし、
5) 無呼吸テストは危険なのでむしろやっちゃダメ。

「脳が死んでるかどうかをフルで調べるやり方はこうだ！」っていう知識だと思ってください。

現場でどこまでやるかは現場の空気を読んで&ご家族の希望にそってくださいね。

Column 命って何かね。生命って何かね

日本で「脳死」とう概念が法律で認められたのはつい最近のお話です。1997年に「臓器移植法」が成立し、脳死の患者さんから臓器移植ができるようになりました。

それ以前の日本でも、生きている人間同士の臓器移植（生体臓器移植）と、「死体」つまり心臓が止まった人からの臓器移植（死体間臓器移植）は行われていました。でもそうすると、他の部位はともかく心臓の移植だけはどうにも不可能ですよね。諸外国ではすでに1980年代から、脳死患者から心臓を移植する手術が可能になっていました。心臓移植しか治療法がない心臓病を患った日本人とその家族たちは、なんとかしたいと願い、外国に渡り、莫大なお金をかけて外国で心臓移植手術を受けていました。その人数が増えていくにつれ、諸外国からは「日本人は大金で外国に臓器を買いにきている」「臓器売買と何が違うのか」「自国の中で何とかしろ」という批判が多くなりました。国内で脳死患者からの臓器移植を認めるように、諸外国からの圧力が強くなったのです。

臓器移植法の制定&改正までには、「はたして脳死は人の死なのか」をめぐり、すったもんだの大騒動がまきおこりました。あなたは脳死を人の死だと思いますか？　そもそも人の死ってなんでしょう？　人を人たらしめているものって、一体何だと思いますか？　拍動でしょうか、脳でしょうか、動きでしょうか、言葉でしょうか、肌のあたたかさでしょうか。これは宗教的・哲学的な問題です。一人一人、違った意見があるでしょう。目の前で家族が脳死になったら意見が180°変わってもおかしくありません。ねじ子個人は「人を人たらしめているのは脳であり、脳がダメになったらそれは死んだようなもんだよ。よって脳死は人の死だと思う」という意見ですが、これだって今現在だけです。きっと将来的には変わります。目の前で自分の子供が脳死になり、まだ心臓も動いている、暖かい、髪だって爪だって伸びる、眠っているようにしか見えない、という状態で「この子の胸と腹を引き裂いて、心臓を取り出したいんですけど、いいっすか？」と言われたら、おそらく発狂に近いかたちで拒否すると思います。

臓器移植法を改正する際も、交通事故遺族の会は徹底して改正に反対し、逆に臓器移植患者団体は一日も早い法律の改正を望みました。どちらの気持ちも正しいのです。国会議員ですら意見が割れまくり、参議院においては党議拘束をはずした上で押しボタン方式で採決を行ったくらいですから、日本人にとって極めて繊細で個人的な問題であったことが伺えます。しかし、現場は待ってくれません。臓器移植の待機患者さんはその間にどんどん死に、どんどん外国に渡っていきます。彼らには時間がなかったのです。

結果として、1997年にできあがった「臓器移植法」と2009年に改正された「改正・臓器移植法」を見てみると、どちらにも「脳死が人の死である」とは明記されていません。そんなことどこにも書いてない。書いてあるのはただ、「死体からは臓器を移植していいよ。あっ、この死体ってのは脳死状態の人も含むからね！」ってだけです。「脳死は死か、死じゃないのか、そこんとこは議論しないよ！　保留、保留！　あっ、でも臓器は取っていいからね！　そこんとこよろしく！」って感じ。玉虫色の決着であり、極めて日本人らしい結論だと思います。

なんにしろ脳死患者さんからの臓器移植は可能になりました。「脳死」という概念の議論はひとまず保留とされ、今でもそのまま宙に浮いています。ある日突然、「大切な家族が脳死状態になった。さあ、どうします？」と、考えてもいなかった議論を目の前に突きつけられる状態です。医療現場での医療スタッフによる口頭での説明と、患者さんのご家族という個人個人の判断に「脳死という概念」の議論のすべてを押しつけている状態と言っても過言ではないのです。

結果として、日本の脳死臓器移植の件数はなかなか増えません。そりゃそうでしょう。運転免許証の裏に臓器提供意志表示のチェック欄を作るだけでは、認識は何も変わりません。

あなたは、脳死を人の死だと思いますか？　そもそも人の死ってなんなんでしょう？　いや、そもそも「人」って、人の存在って、いったいどこにあるんでしょうかね？

参 考 文 献

『臨床研修イラストレイテッド　基本手技〔一般処置〕』奈良信雄 (羊土社)
『臨床研修イラストレイテッド　外科系マニュアル』杉原健一 (羊土社)
『こうすればできる研修医基本手技第 2 版』橋爪誠・福井次矢 (三輪書店)
『手術手技の基本とその勘どころ』関 洲二 (金原出版)
『カラーイラストでみる外科手術の基本―ILLUSTRATED BASIC SURGERY』下間 正隆 (照林社)
『ナースのための手術介助アトラス』及川隆司、伊藤美智子 (金原出版)
『これからの創傷治療』夏井睦 (医学書院)
『ドクター夏井の外傷治療裏マニュアル　すぐに役立つ Hints&Tips』夏井睦 (三輪書店)
『Promedica 南山堂　医学大辞典　CD-ROM　Version1.9』(南山堂)
『当直医マニュアル』池田美佳 他 (医歯薬出版株式会社)
『研修医当直御法度』寺沢秀一・島田耕文・林寛之 (三輪書店)
『ICU 実践ハンドブック―病態ごとの治療・管理の進め方』清水 敬樹 (羊土社)
『よくわかる人工呼吸管理テキスト』並木昭義 (南江堂)
『人工呼吸管理に強くなる』譜井將満・大庭祐二 (羊土社)
『ナース・研修医のための世界でいちばん愉快に人工呼吸管理がわかる本』古川力丸 (メディカ出版)
『ここから始める！人工呼吸ケア』磨田裕 (照林社)
『オールカラー ナースのためのやさしくわかる人工呼吸ケア 第 2 版』樫山鉄矢・山本むつみ (ナツメ社)
『使いこなし人工呼吸器―初めての人が達人になれる 』露木菜緒 (南江堂)
『よくわかる輸血学 改訂版』大久保光夫・前田平生 (羊土社)
『写真でわかる輸血の看護技術』村上美好 (インターメディカ)
『Kokutai　2004 年 4 月号～ 2005 年 2・3 月合併号』(医学教育出版社)
『伝神開手　北斎漫画』(小学館)

■総合わかりやすさプロデューサー ………… 大上丈彦（メダカカレッジ主宰）

■BGM ………… モーニング娘。'17 『⑮Thank you, too』

■Special Thanks
この本の書籍化のためにご尽力くださったナース専科編集部の南里麻衣子さん、鈴木由美子さん、安藤幸子さん。いつだって最高なブックデザインの中井俊明さん。素早く正確なDTP作業が光る株式会社アズワンさん。校正の魔術師こと梵天ゆとり先生。いつも的確なご助言を下さる大谷俊介先生。呼吸器のサポートをしてくれたA木くん、医者になってくれてありがとう。この本を今ごろ読んでいるはずだった齊藤高嶺くん。解剖ちゃんと群馬大学医学図書館の皆さん。快く『もやしもん』の使用許可をくださった石川雅之先生。いつも正しいプロ漫画家の姿勢を見せてくれる松本救助先生。結城浩先生やゼルプスト殿下や、数学の世界で式と戯れながら我々をかまってくれる皆さん。同人誌発売のお手伝いをしてくれたM村くんとS田くんとY部くんとM木くんとK子くんとT羽くんほか。コミックマーケットのスタッフの皆さん、金沢印刷さん。いつも私の心を川底からすくい上げてくれるつんく♂さんとハロー！プロジェクトの皆さん。家族、友人、私を育ててくれた各地の偉大なるオーベンの先生方、ナースの皆さん、パラメディカルスタッフの皆さん。私の出会ったすべての患者さん。その他、この本の制作販売に関わって下さったすべての方々と、様々な場所で私を助けて下さるすべての皆様に感謝します。

最後に。
これを書いている2018年夏、東京医科大学において入学試験の点数が恣意的に操作され、女子学生や特定の学生の評価が不当に下げられたとの報道がありました。ルールが公表されていない、あるいは事後に変更できてしまう試合はもはや試合ではありません。その結果はすべて無意味ですし、大いなる詐欺でしょう。受験生たちは人生を賭けた試合に臨んでいるのです。もし報道が事実ならば、得点の操作に関わった者は全員学問の世界から退場し、この悪辣な行為で迷惑を受けた全ての人に謝罪するべきです。また、「女性というだけで医学を学ぶ機会を奪われる」ことを私は決して許しません。私はこの時代に女医として生きている責任をもって、未来の女子医学生が差別を受けないために、私にしか書けない本を書いていくつもりです。それが、ヴァージニア・ウルフやボーヴォワールや平塚らいてうや上野千鶴子先生から私が勝手に心の中で受け継いでいるバトンなのです。

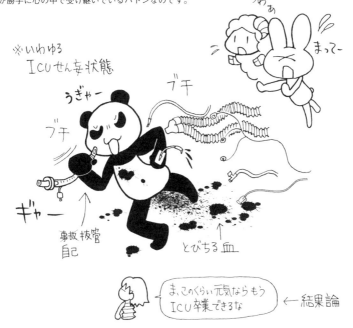

■商品に関する問い合わせ先

インプレスブックスのお問い合わせフォームより入力してください。https://book.impress.co.jp/info/
上記フォームがご利用頂けない場合のメールでの問い合わせ先　info@impress.co.jp

● 本書の内容に関するご質問は、お問い合わせフォーム、メールまたは封書にて書名・ISBN・お名前・電話番号と該当するページや具体的な質問内容、お使いの動作環境などを明記のうえ、お問い合わせください。
● 電話やFAX等でのご質問には対応しておりません。なお、本書の範囲を超える質問に関しましてはお答えできませんのでご了承ください。
● インプレスブックス (https://book.impress.co.jp/) では、本書を含めインプレスの出版物に関するサポート情報などを提供しておりますのでそちらもご覧ください。
● 該当書籍の奥付に記載されている初版発行日から3年が経過した場合、もしくは該当書籍で紹介している製品やサービスについて提供会社によるサポートが終了した場合は、ご質問にお答えしかねる場合があります。

■落丁・乱丁本などの問い合わせ先
　TEL 03-6837-5016
　FAX 03-6837-5023
　MAIL service@impress.co.jp
　(受付時間／10:00〜12:00、13:00〜17:30 土日、祝祭日を除く)
● 古書店で購入されたものについてはお取り替えできません。

■書店／販売店の窓口
　株式会社インプレス 受注センター
　TEL 048-449-8040
　FAX 048-449-8041
　株式会社インプレス 出版営業部
　TEL 03-6837-4635

【STAFF】
装丁・本文デザイン　中井 俊明
本文レイアウト　　　株式会社アズワン

ねじ子のヒミツ手技

2018年10月1日　初版発行
2021年7月21日　第1版第6刷発行

著　者　森皆 ねじ子
発行人　小川 亨
編集人　高橋 隆志
発行所　株式会社インプレス
　　　　〒101-0051 東京都千代田区神田神保町一丁目105番地
　　　　ホームページ　https://book.impress.co.jp/

本書は著作権法上の保護を受けています。本書の一部あるいは全部について(ソフトウェア及びプログラムを含む)、株式会社インプレスから文書による許諾を得ずに、いかなる方法においても無断で複写、複製することは禁じられています。

Copyright©2018 SMS CO.,Ltd. All rights reserved.
印刷所　三共グラフィック株式会社
ISBN978-4-295-40241-1 C3047
Printed in Japan

本書のご感想をぜひお寄せください
https://book.impress.co.jp/books/1119600001

読者登録サービス CLUB impress

アンケート回答者の中から、抽選で商品券(1万円分)や
図書カード(1,000円分)などを毎月プレゼント。
当選は賞品の発送をもって代えさせていただきます。